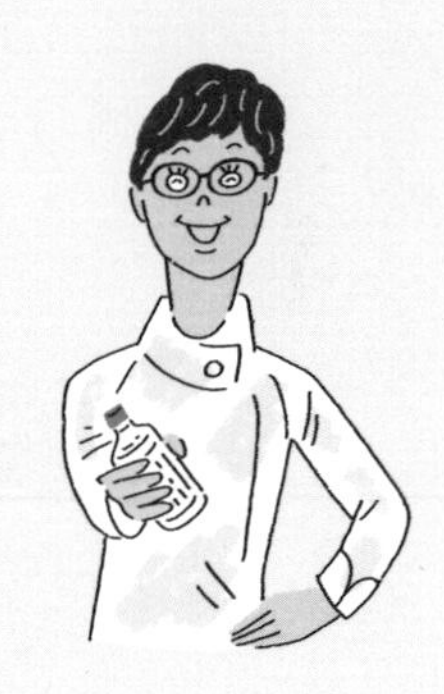

寶特瓶溫灸養身術

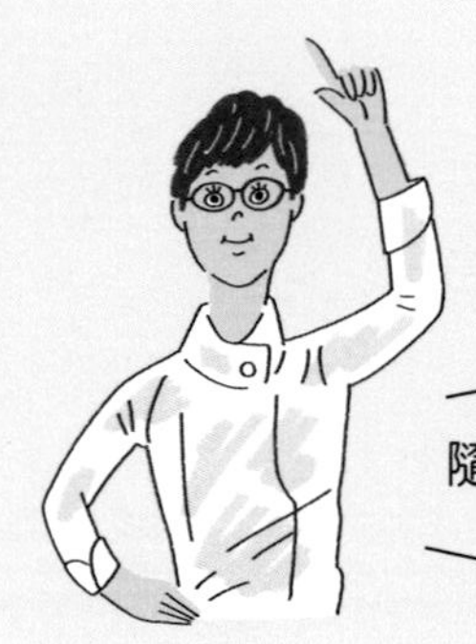

隨時隨地溫暖穴道，改善虛寒體

寶特瓶溫灸養身術

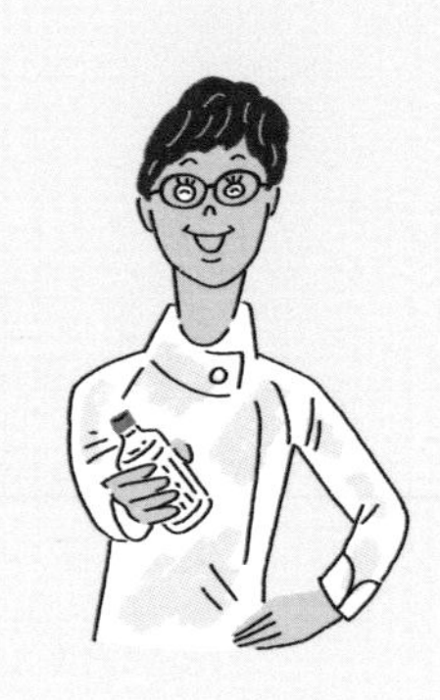

寶特瓶

隨時隨地溫暖穴道・改善虛寒體質

溫灸養身術

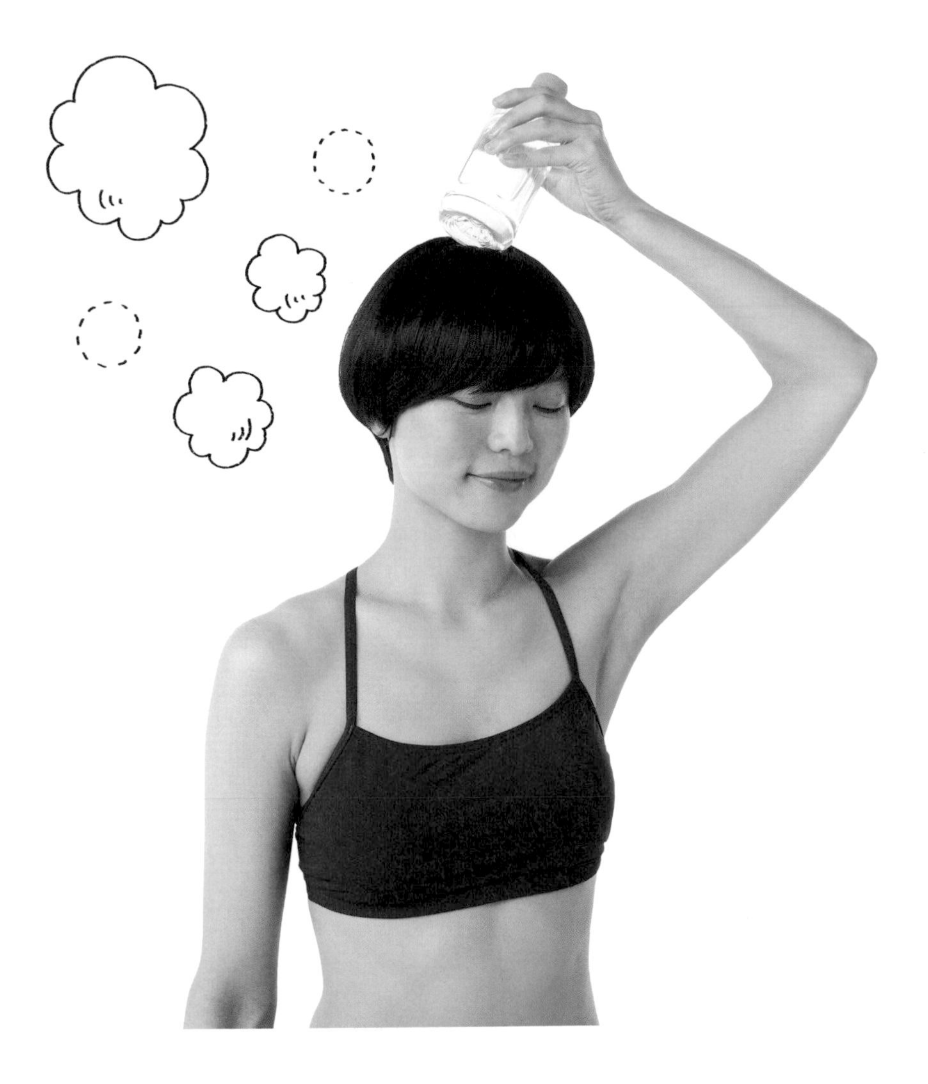

講師：若林理砂　醫學監修：福田千晶

前言

大家好，我是針灸師若林。

我的工作是為來自全國的患者施行針灸，並進行飲食指導。雖然前來尋求治療的患者，所苦惱之處千奇百怪，但這些年來我發現，一到夏天有著相同問題的患者增加不少。

那就是，明明是夏天卻「身體虛寒」。

近年來，日本的夏天異常酷熱，屋內的冷氣也因此開得特別冷。所以一天當中，人們會多次讓身體曝露在從未體驗過的激烈溫度落差。

面對如此極端的熱與冷，身體當然承受不了，體溫調節機能失常，如今更有不少人變成頑固型虛寒症。有的人會自覺是虛寒症，但也有人料想不到自己是因虛火上升而身體寒涼。乍看之下很怕熱的人，碰觸他的肚子、雙腳卻都很冰涼。其實這類型的人，根本就是寒涼到底的「隱性虛寒型」。

如果身體寒涼，就會出現肩頸僵硬、腰痛、失眠、食慾不振、下痢、便秘等各種不適症狀。其中，甚至會有「總覺得很疲倦」、「提不起勁……」等精神不濟的現象。這就是所謂的「夏天倦怠症」，也就是東方醫學中所說的「氣滯血瘀」。只要身體虛寒，「氣（能量）」與「血（體液）」的運行就不順暢，就會身體各處都出現不舒服的症狀。

而「寶特瓶溫灸術」，正是任何人都能用以簡單消除這類型身體虛寒的方法。

要溫暖身體，最好的方法當然是泡澡，但患者們會因為「夏天泡澡，不是很熱嗎？」而不願意實行。

基於這點，若是利用寶特瓶溫灸術，就不會過熱，因為只要將裝了熱水的寶特瓶貼放在穴位附近。這與真正的針灸不一樣，由於貼放的面積相當廣，即使不知道正確的穴位也沒關係。此外，因為沒用到火，也幾乎不用擔心燙傷的問題。以這樣簡便的方式，就能獲得相當於真正針灸七成左右的效果。

我之所以想出這樣的溫灸術，是為了替自己的小孩針灸。年幼的孩子好奇心重又坐不住，使用點燃的艾草就有點危險。我也曾試著在試管裡加熱水、輕輕貼放在穴位上，竟然對夜裡哭鬧、腹痛、感冒等症狀立刻見效。能有這樣的成效，我自己也感到很驚訝。

之後，我便開始向患者建議這種寶特瓶貼放穴位的方法。由於患者不只在治療室時能溫灸，在家裡也能進行，所以症狀改善得較快。我還不斷從實際嘗試寶特瓶溫灸術的患者收到「症狀治好了」、「身體變暖和了」、「能安穩入睡了」等，令人高興的回覆。

「夏天倦怠症」若放著不管會越來越嚴重，甚至變成無法簡單消除的頑固型虛寒症。在變成這樣之前，請務必嘗試看看寶特瓶溫灸術！

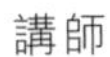

講師

若林理砂

（Wakapayashi Risa）

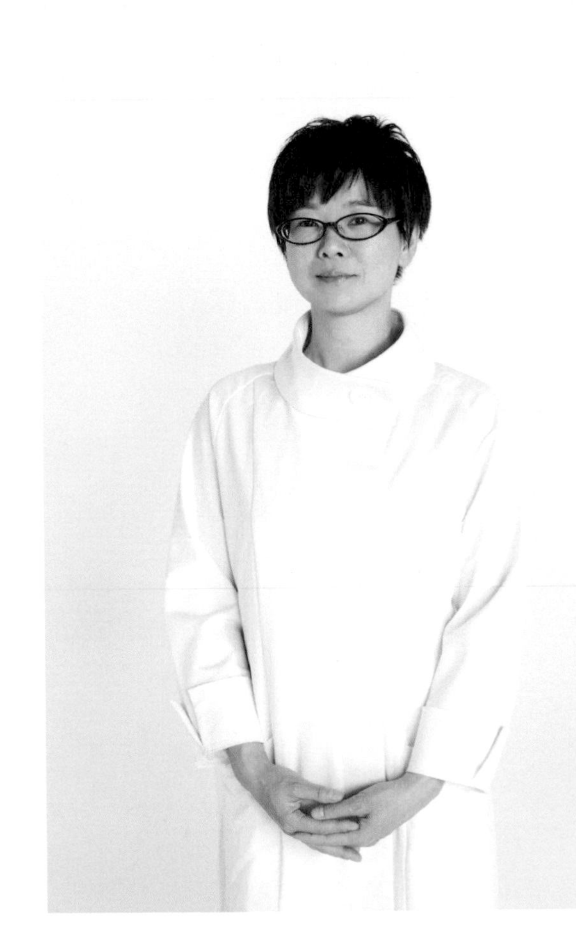

1976年出生，針灸師，Asil治療室院長。高中畢業後，取得針灸證照。在按摩沙龍（Esthetic Salon）附設的針灸院磨練技術，之後在早稻田大學學習宗教學。2004年開設Asil治療室，現在初診預約已經要排隊超過2年以上（指定院長初診的預約已中止）。師事武術家‧甲野善紀，除了古武術外，也進行與東方醫學相通、獨特的飲食指導。著作有《東洋医学式凹んだココロをカラダから整える46の養生訓》（原書房）、《安心のペットボトル温灸》、《大人の女におやつはいらない》（皆為夜間飛行）、《痛くない体のつくり方》（光文社新書）、《その痛みやめまい、お天気のせいです》（廣済堂健康人新書）等。

contents

寶特瓶溫灸養身術
隨時隨地溫暖穴道，改善虛寒體

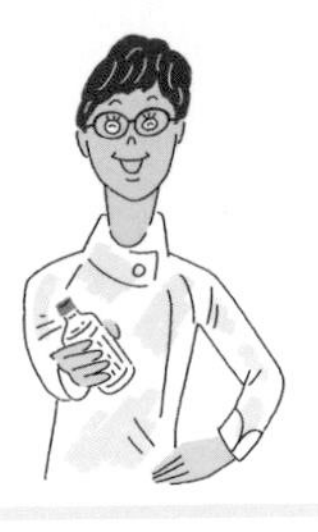

能簡單因應夏天不適的「寶特瓶溫灸術」

醫學監修

——— 福田千晶

現代人很多都有夏天身體虛寒的狀況，首先是因為室內冷氣太冷，再來是運動量不足。很多人不要說運動，連外出走路都不太願意，由於不常使用肌肉，無法製造出熱能，身體就容易虛寒。

只要身體虛寒，血液的循環就會變差。不論天氣熱或冷，人體的血液量是一定的，要將血液以怎樣的速度輸送到哪裡，身體有自我調節功能。然而，若是身體虛寒，導致部分或一時的血液循環不良，調控功能就會變差。

舉例而言，若只吃寒涼食物，胃部周邊的血流變緩慢、酵素和養分無法充分運行，胃的功能就會越來越差。加上內臟的溫度下降，消化酵素不容易發揮作用，無法好好消化吸收，就會導致消化不良或下痢、便秘等毛病。不僅如此，還有不少人會因此不太想吃東西、或是罹患夏天倦怠症。

此外，睡眠不足、壓力過大等現代文明病，也助長了血液循環的不良。對於身體容易虛寒又不易消除的我們這一代來說，夏天也要溫暖身體是非常重要的一件事。

「寶特瓶溫灸術」就是藉著溫灸穴位，有效改善身體特定部位的血液循環不良。儘管目前西方科學還無法完全解開艾灸的機制，但穴位是促進血液循環的點，則是不爭的事實。

此外，雖然市面上有各種家庭用的艾灸產品，但不少初次使用者都會擔心燙傷。即使不煩惱這點，也會擔心無法正確找到穴位，或是一個人無法搆到背部等問題。有些產品還會有味道太強烈、不易使用的情形。

但若是使用寶特瓶溫灸術，就連初學者都可以輕易上手。覺得「對艾灸有興趣，但有點害怕……」的人，不妨從寶特瓶溫灸術開始試試看吧！

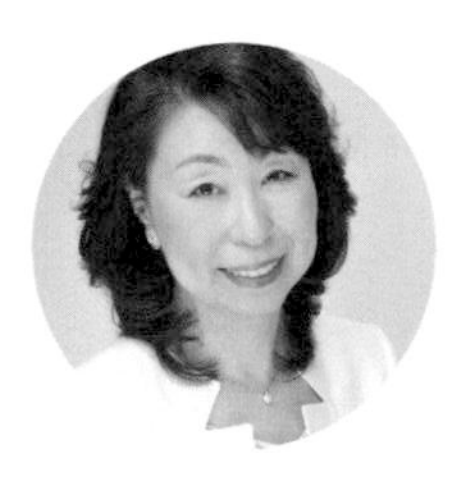

福田千晶／醫學博士．健康科學諮商師，日本東方醫學會漢方專門醫師，慶應義塾大學醫學部畢業。曾任職於東京慈惠會醫科大學復健醫學科，也曾擔任產業特約醫生、Arche Clinic兼任醫師。以健康科學諮商師的身分投入寫作、演講活動，也參加許多電視．廣播節目。

寶特瓶溫灸術 Q&A

Q **以寶特瓶裝入熱水的溫度，就能有溫灸的效果嗎？**

A 已知只要真皮層（距表皮1至5mm下的皮層）達到50至60℃，就具有溫灸效果。由於裝入寶特瓶的熱水溫度在60至70℃，因此能有充分的效果。

Q **寶特瓶可以隔著衣物貼放嗎？**

A 由於隔著衣物熱能傳導的效果不佳，請直接貼放在肌膚上。

Q **寶特瓶溫灸術一天要進行幾次呢？**

A 不需要每天溫灸，有症狀時才進行即可。太頻繁溫灸會有上火的情形，以一天進行2項為準（例如：p.16的「虛寒症」和p.44的「下痢」）。這時，請依照順序溫灸所有的穴位。當症狀持續時，就建議每天都溫灸。

Q **為小孩溫灸時有沒有需要注意什麼呢？**

A 6歲以下的小孩，要觀察他有沒有變得滿臉通紅，一次溫灸一個穴位，而且貼放寶特瓶的時間要短。

Q **溫灸的地方變得通紅！**

A 這是肌膚自然的反應。若變得通紅，就表示要停止溫灸該穴位，要是紅腫一直沒有消退，請到皮膚科就診。

注意事項

- 將寶特瓶貼放在肌膚上過久，會有燙傷的問題。一旦覺得灼熱，就要立刻拿開。即使不覺得燙，也請在貼放3、4秒後拿開寶特瓶。（參照p.11）
- 皮膚脆弱的人、因糖尿病等疾病容易低溫燙傷的人、因腦中風等狀況感覺較為遲頓（難以察覺熱、痛）的人，請不要進行寶特瓶溫灸術。
- 有治療中的疾病時，要與主治醫師商量後再進行。
- 請不要將寶特瓶貼放在會引起發炎症狀、有激烈疼痛的部位。

part

1

了解「夏天虛寒」體質的類型吧！

「寶特瓶溫灸術」的好處就是任何人都能簡單、安全地進行。這種溫灸術的操作重點，是將寶特瓶裝入溫度恰當的熱水，並且以正確方式貼放。為提升溫灸效果，也要事先了解自己是哪一種「夏天虛寒」的體質！

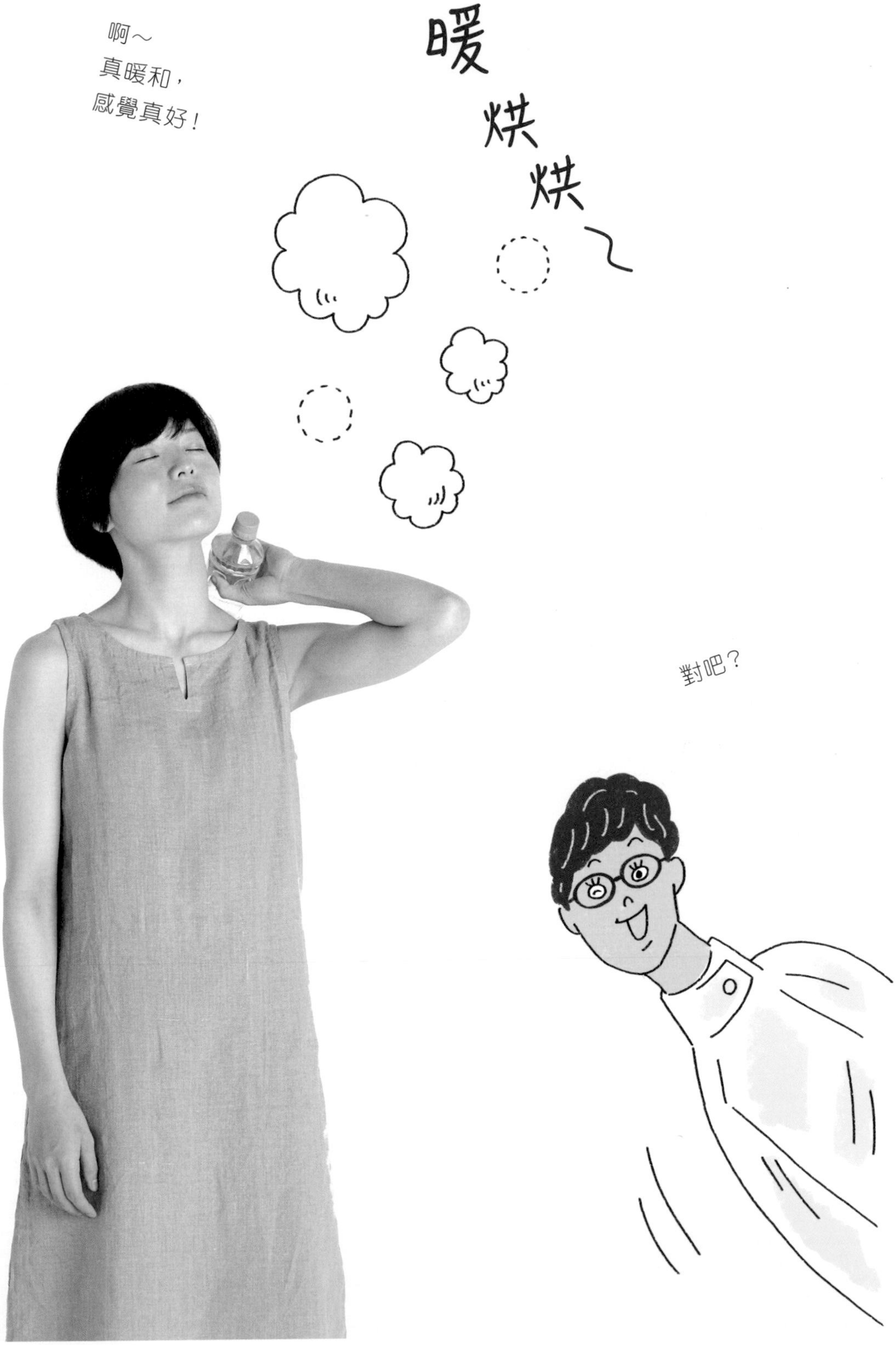

啊～
真暖和，
感覺真好！

暖烘烘～

對吧？

準備寶特瓶

所謂的「寶特瓶溫灸術」，就是以裝有熱水的寶特瓶，依序貼放在數個穴位，有效改善虛寒症等各種症狀。熱水的溫度是60至70℃，以下說明如何將熱水調整為適當溫度。

準備寶特瓶

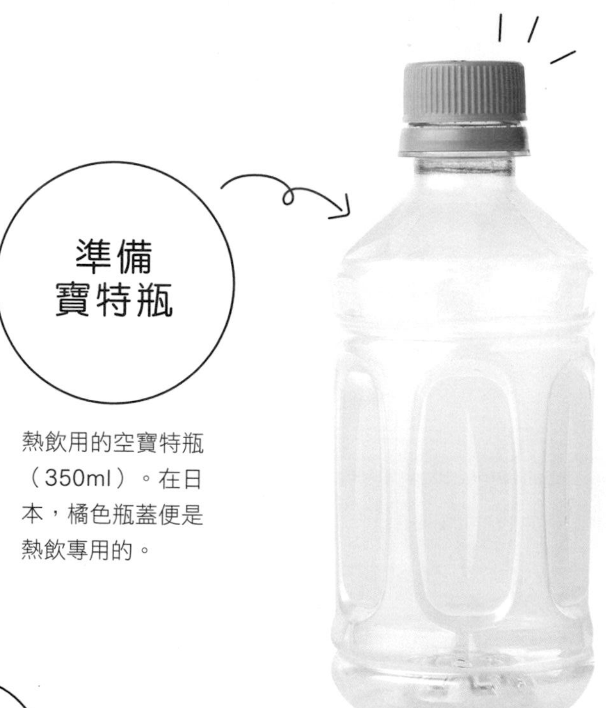

熱飲用的空寶特瓶（350ml）。在日本，橘色瓶蓋便是熱飲專用的。

NG

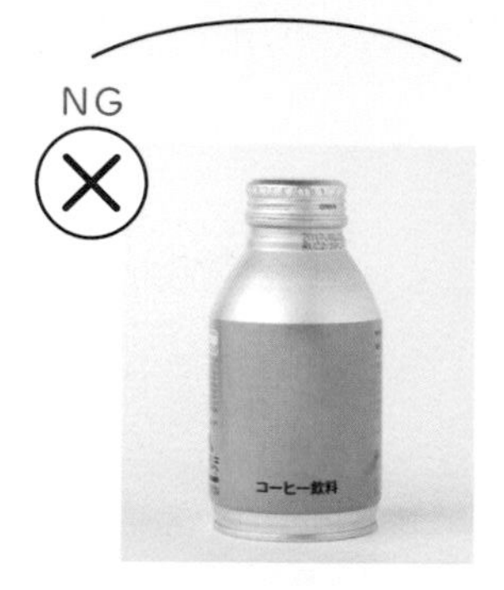

鋁罐或鐵罐，由於表面會過燙，不可使用。

NG

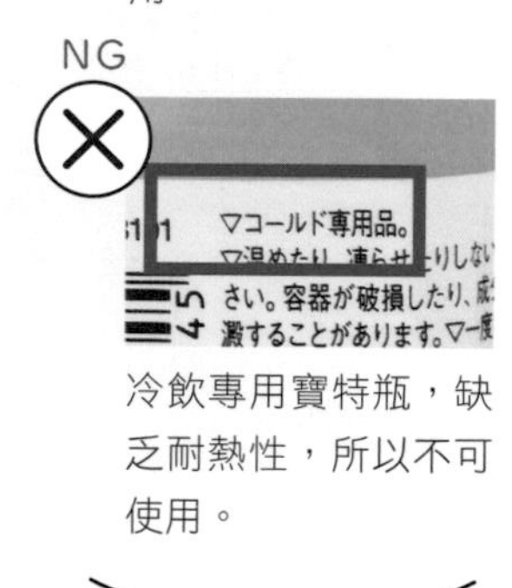

冷飲專用寶特瓶，缺乏耐熱性，所以不可使用。

倒入方式

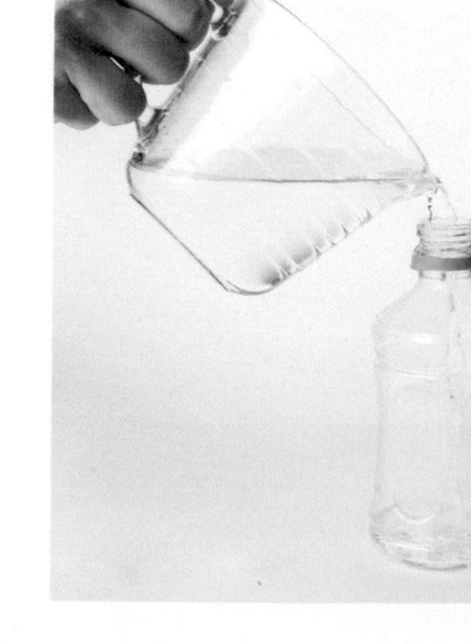

將常溫水100㎖與燒開前的熱水（尚未冒出大泡泡的熱水，約95℃）200㎖，倒入耐熱的量杯裡。再從量杯倒入寶特瓶，確實轉緊瓶蓋。

NG

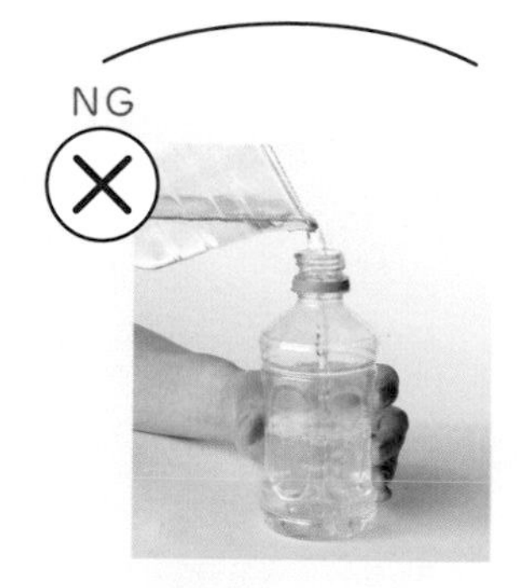

若以手拿著寶特瓶倒熱水，會有燙傷的疑慮，請放在水槽裡面倒熱水。

貼放寶特瓶的方式

將寶特瓶貼放在穴位上，也有原則需要遵守。若長時間貼放，或是貼放5次以上，刺激太過強烈會有反效果。請記住基本貼放原則吧！

當皮膚變紅時，就要拿開。即使不覺得燙，**也不能再貼放。**

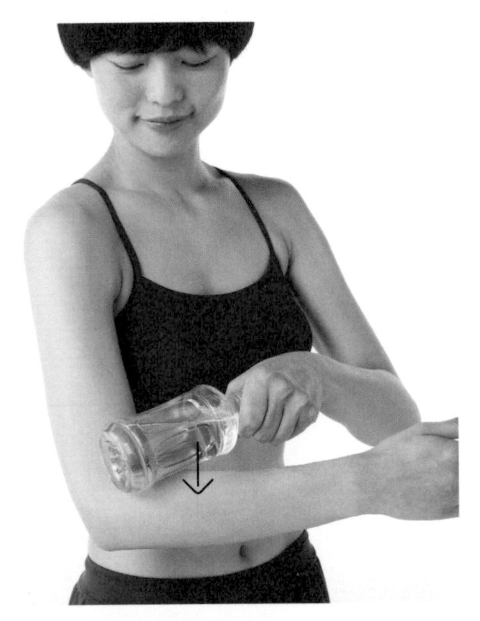

將寶特瓶貼放在穴位的附近。由於貼放的面積很廣，只要在大約位置上就OK。不要隔著衣服，而是直接貼放在肌膚上。

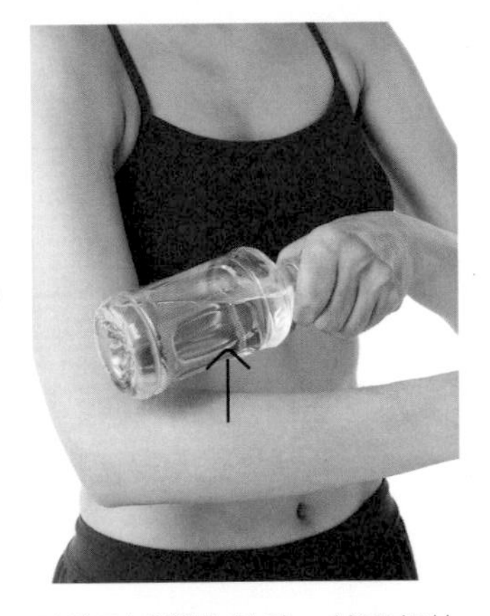

貼放到感覺灼熱時，就要趕快拿開，如此反覆3、4次。

覺得灼熱時

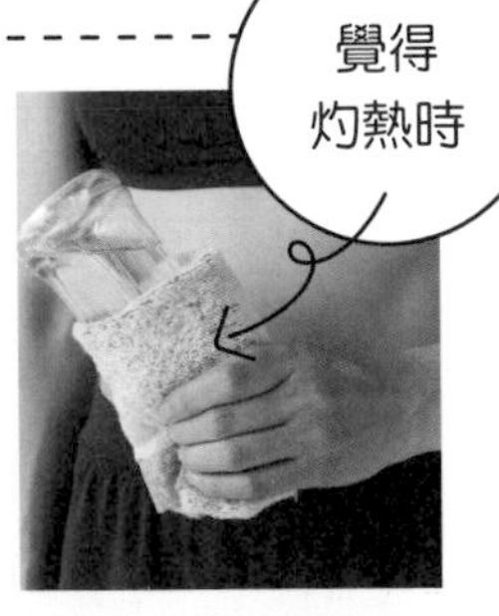

若空手拿著覺得燙手，就以毛巾包裹。

貼放細部時

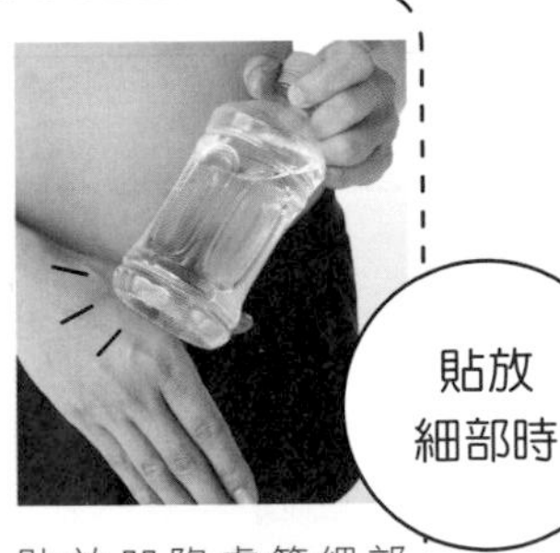

貼放凹陷處等細部時，就利用寶特瓶底部邊緣。

所謂的「穴位」是指什麼？

東方醫學中，有藉由體內「氣」與「血」的循環來維持健康的思維。「氣血」的通道就是「經絡」，而氣的出入口就是經穴，即所謂的「穴位」。如果經絡阻塞，也就是氣血不通，就會生病。為了防範疾病於未然，以「針」或「灸」方式刺激穴位，就能促進氣血的順暢，這種技術就是「針灸」。

首先，了解自己屬於哪一種「夏天虛寒」

寶特瓶溫灸術是因應症狀的療法，適用於任何人。只不過，依個人的體質，也有最好不要溫灸的穴位。反之，依體質也有特別推薦的溫灸法。本書中，將這樣不同的體質區分成「虛寒型」、「熱型」、「隱性虛寒型」三大類。推薦灸法則以不同符號圖示，也依類型分別標示灸的穴位的不同。

「虛寒型」是不論夏天、冬天都覺得身體寒涼的人，即典型的虛寒症。「熱型」則是在強烈的冷氣房裡也沒事、覺得熱的人。「隱性虛寒型」是上半身上火般燥熱，下半身寒涼的人。所謂的「虛火」，其實是重度的虛寒症。

也許有人會覺得這當中的「熱型」並非虛寒症，也需要溫灸嗎？但其實，寶特瓶溫灸術不只是為了改善虛寒，也有促進血液循環、使臟器功能活化等各種效果。

東方醫學講求中庸之道，強調體質不要極端偏頗才好。「熱型」也和「虛寒型」一樣是偏頗的體質，可藉由溫灸術來接近中庸的體質。

首先，以YES or NO流程圖來檢測一下，自己屬於哪一種的「夏天虛寒」吧！

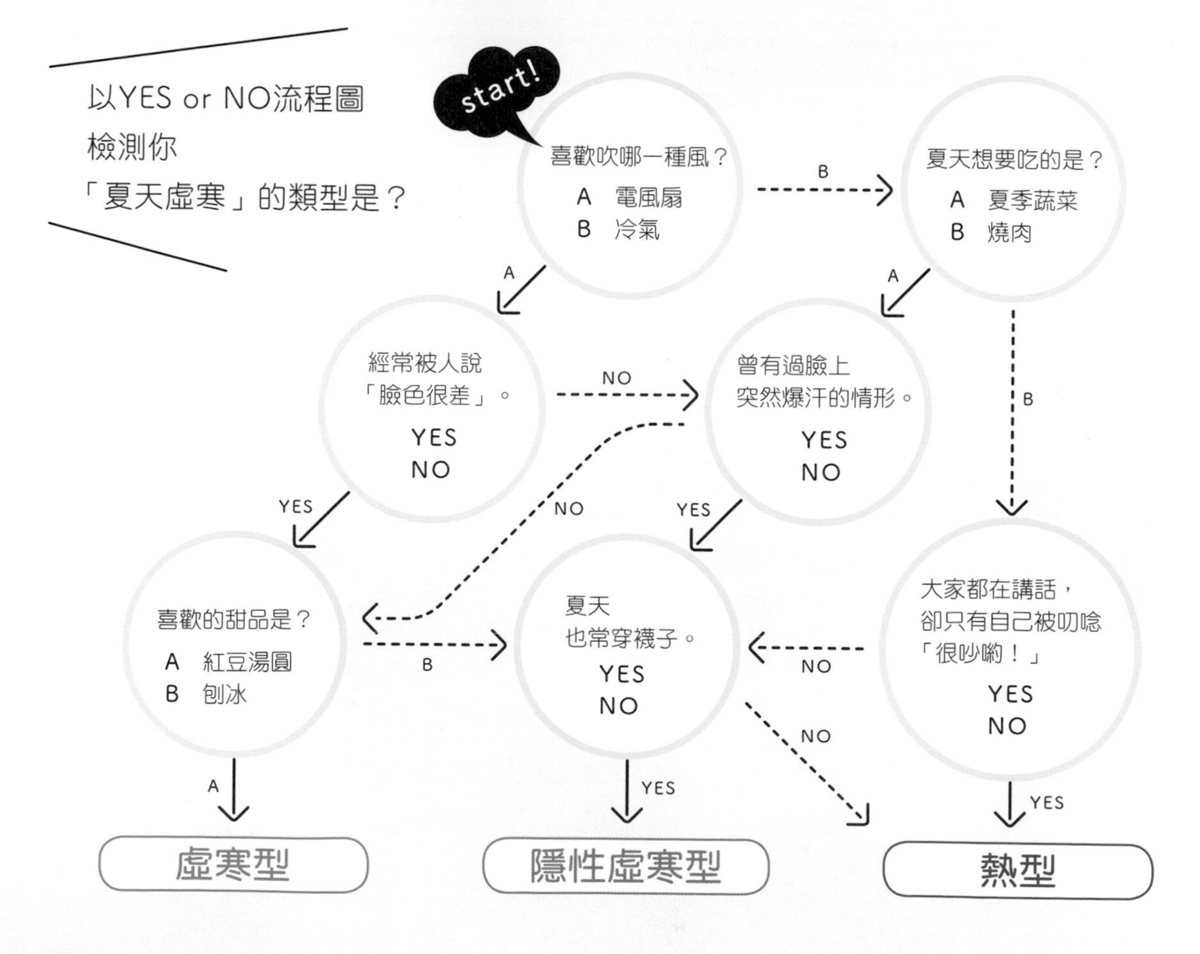

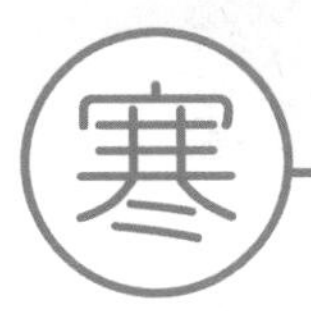

所謂的（虛寒型）是……

- ☑ 受不了吹冷氣、老覺得冷。
- ☑ 夏天也手腳冰冷。
- ☑ 夏天會變得沒食慾。
- ☑ 容易下痢。
- ☑ 臉色蒼白。
- ☑ 時常被嚇到或感到擔心。
- ☑ 喜歡溫熱的飲料。
- ☑ 多半是女性。

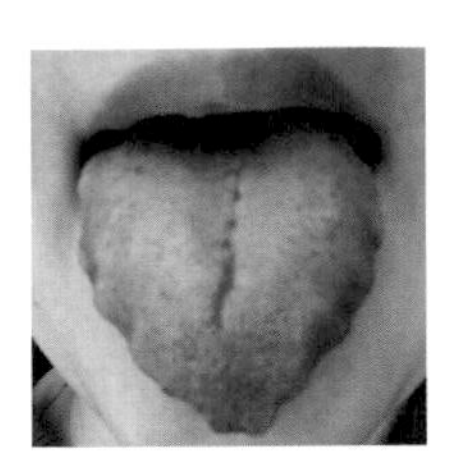

舌頭表面泛白

熱

所謂的（熱型）是……

- ☑ 喜歡吹冷氣，老覺得熱。
- ☑ 冬天也手腳暖和。
- ☑ 夏天也食慾旺盛，尤其常吃肉類。
- ☑ 容易便秘。
- ☑ 臉色紅潤。
- ☑ 說話聲音大。
- ☑ 冬天也常喝冰涼飲料。
- ☑ 多半是男性。

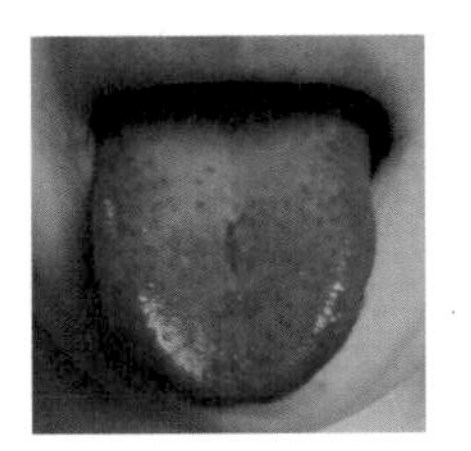

舌頭顏色泛紅、舌頭較薄

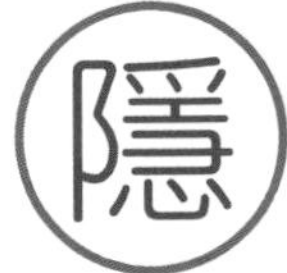

所謂的（隱性虛寒型）是……

- ☑ 胸部以上像上火般燥熱，但下半身寒涼。
- ☑ 常常突然爆汗。
- ☑ 容易覺得口渴，喜歡冰淇淋、冷飲。
- ☑ 心悸。
- ☑ 容易煩躁。
- ☑ 睡得不好。

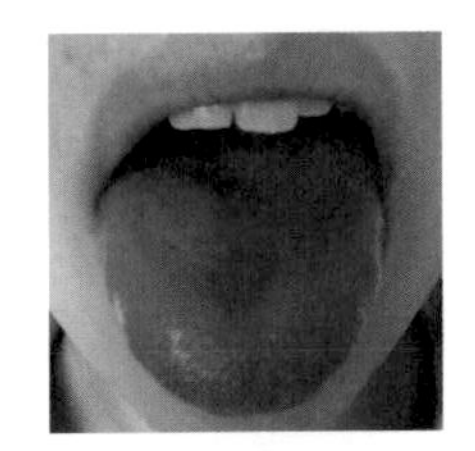

舌頭顏色暗紅

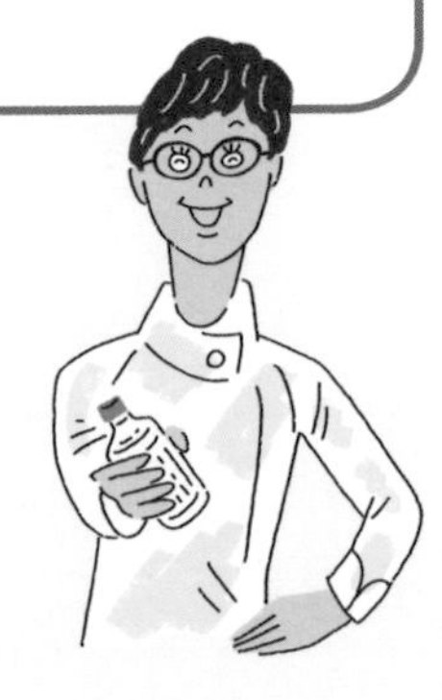

只要觀察舌頭就可知道屬於哪一類型！
接下來進入實踐篇，有標示推薦給哪種
類型的人，請參考！

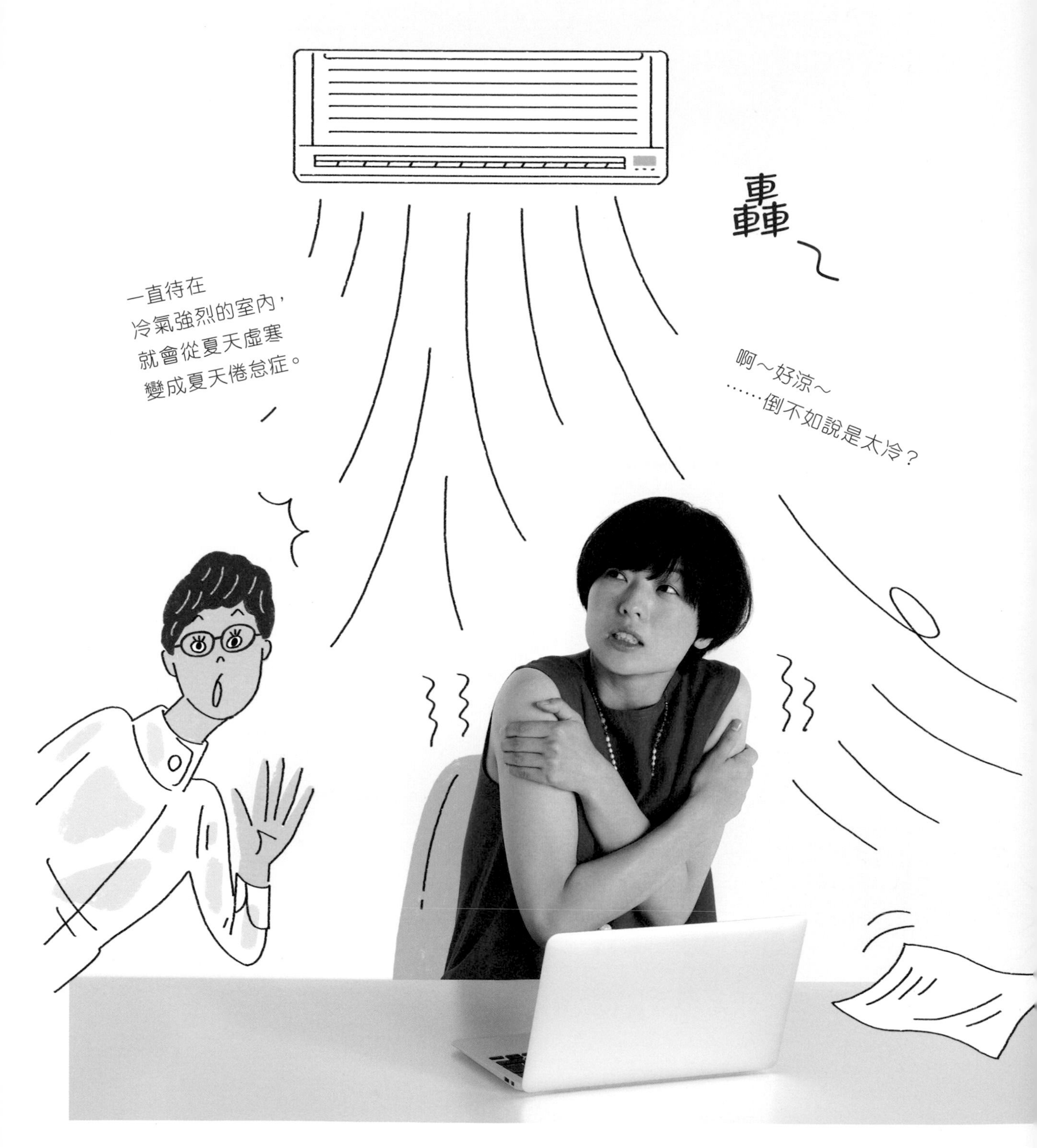
轟～
一直待在
冷氣強烈的室內，
就會從夏天虛寒
變成夏天倦怠症。
啊～好涼～
……倒不如說是太冷？

part

2

解除虛寒吧！

外面像是快把人烤焦般酷熱，但辦公室卻因為冷氣冷到不行……由於常進出溫差極端的空間，現在夏天體質也非常虛寒的人，一直在增加中。有的人甚至因此變成夏天倦怠症，而導致心情低落。請以寶特瓶溫灸術，解除危險的「夏天虛寒」吧！

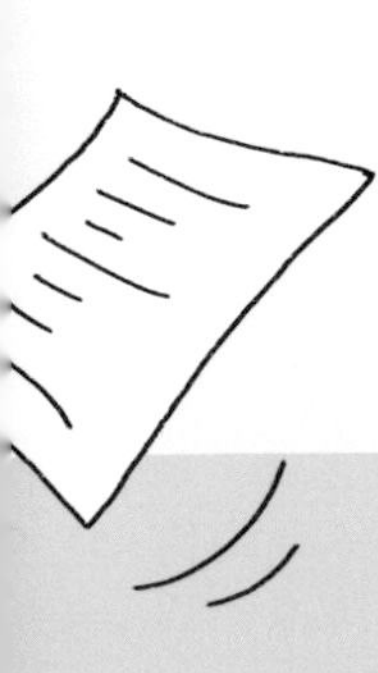

[虛寒症] — ㊢

「虛寒型」的人，一年到頭都手腳冰冷，不喜歡待在冷氣房。要以寶特瓶刺激可使身體升溫、增「氣」的穴位，使之活化。

①

湧泉

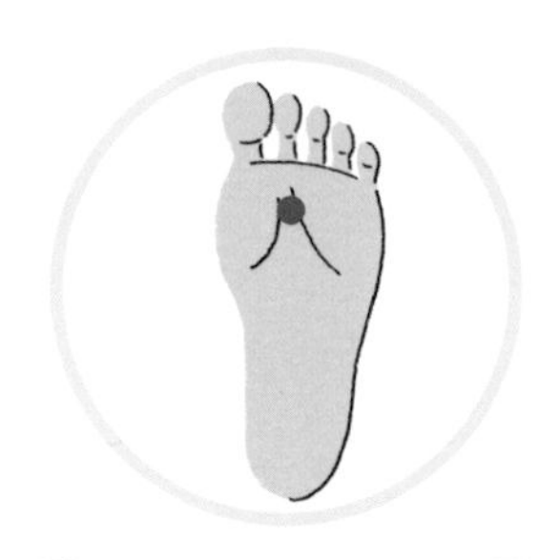

腳趾收攏時，
凹陷處最深的地方

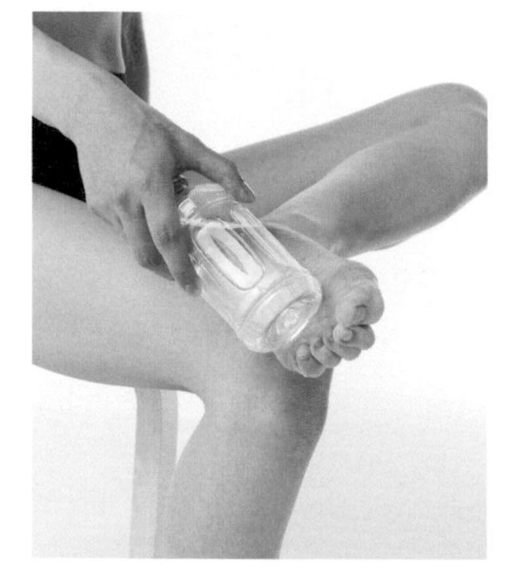

將裝有熱水的寶特瓶底部邊緣貼放在「湧泉」附近。一旦覺得灼熱（或是經過3、4秒，以下皆同），就拿開寶特瓶。反覆貼放3、4次，另一側也以同樣方式溫灸。

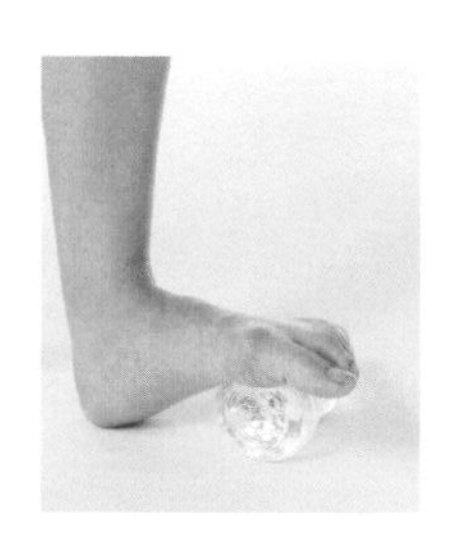

如果手不容易搆到，可將寶特瓶放在地板上，輕輕踏在上面。

②

三陰交

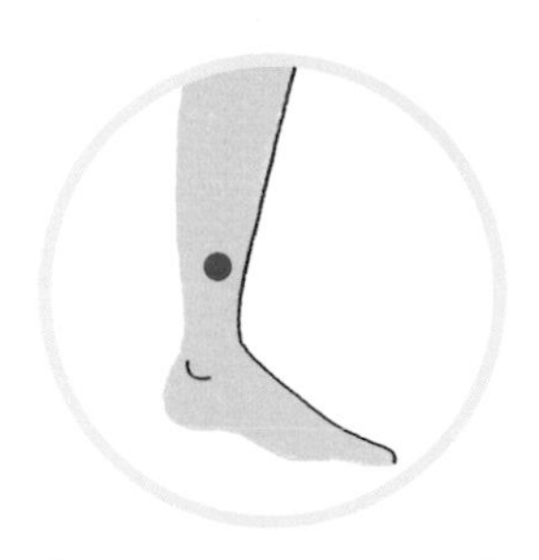

在腳踝內側上方
4指寬處。

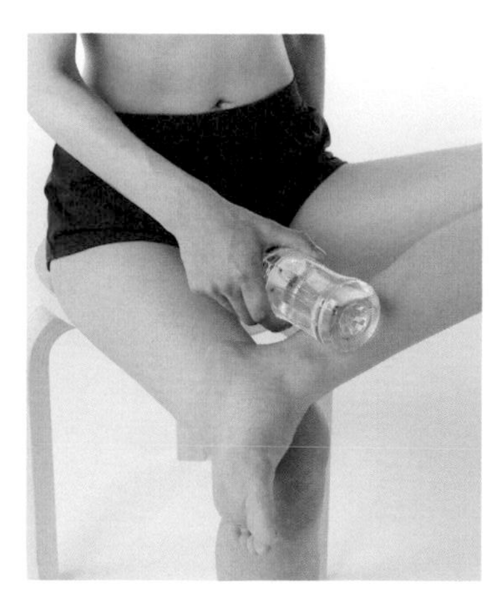

接著，將寶特瓶貼放在「三陰交」附近。一旦覺得灼熱，就拿開寶特瓶。反覆貼放3、4次，另一側也以同樣方式溫灸。

③

關元

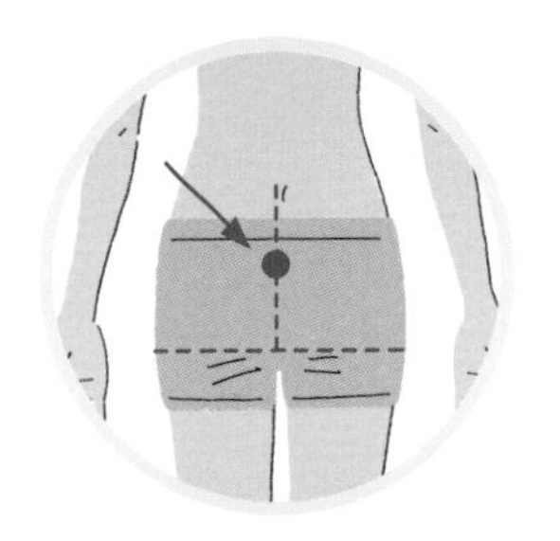

肚臍與恥骨聯合（髖骨的底部）連接線的中點。

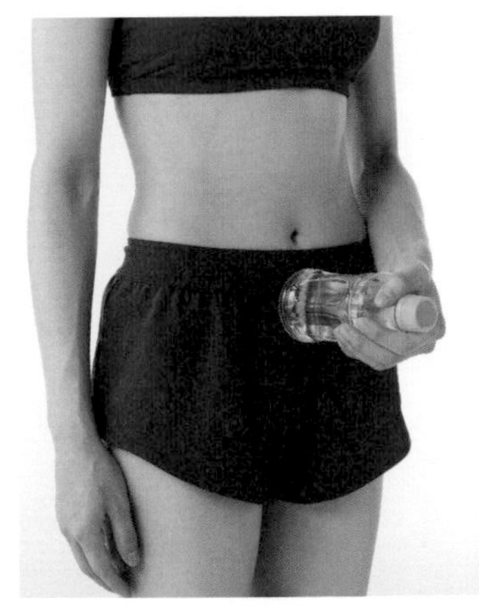

將寶特瓶貼放在「關元」附近，一旦覺得灼熱，就拿開寶特瓶。反覆貼放3、4次。由於是容易燙傷的部位，所以要注意。

※請直接貼放在肌膚上。

④

肩井

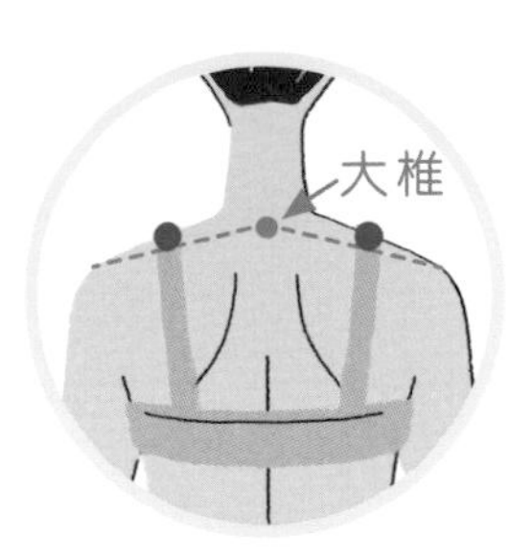

大椎（頸部朝前彎曲時，最凸出處的正下方）與肩膀尖端連接線的中點。

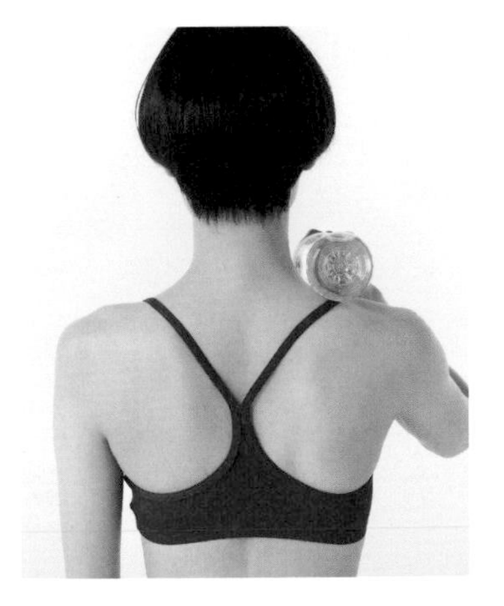

最後，將寶特瓶貼放在「肩井」附近，一旦覺得灼熱，就拿開寶特瓶。反覆貼放3、4次，另一側也以同樣方式溫灸。

※請直接貼放在肌膚上。

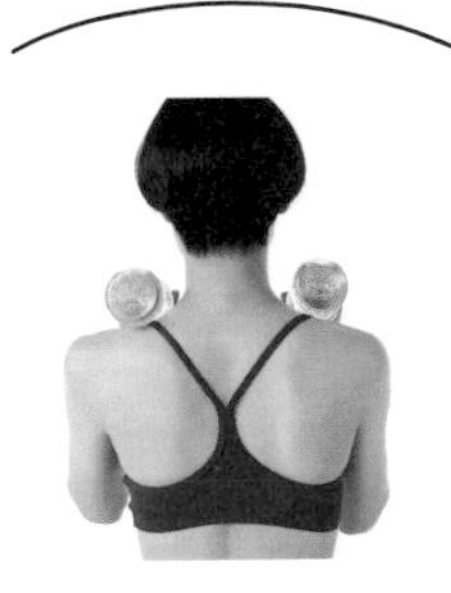

也可以使用2支寶特瓶，同時貼放在左右肩井穴上。以下，左右有同樣的穴位時，就可如法炮製。

〔 因冷氣造成的虛寒 〕

因待在冷氣強烈的室內，身體徹底變寒涼時，就要刺激有助於自律神經作用的穴位，體溫的調節才能自如。

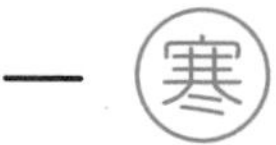

①

中脘

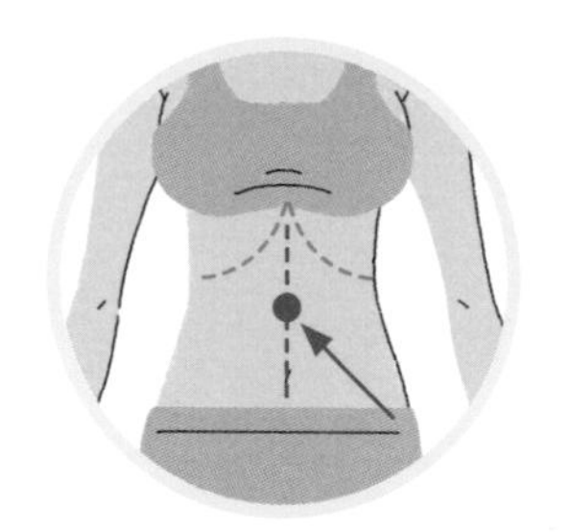

肋骨下端中心和肚臍連接線的中點。

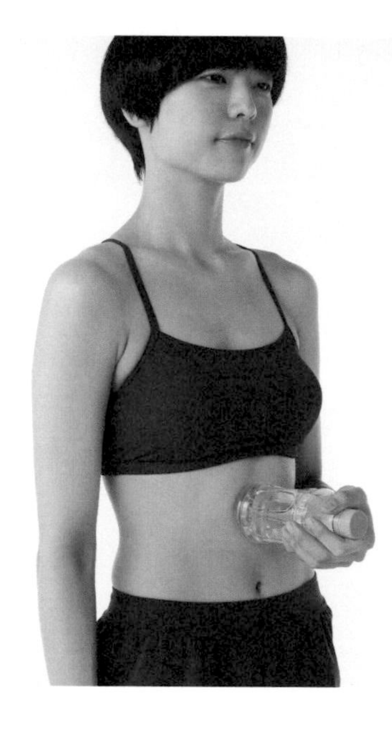

將寶特瓶的底部放在「中脘」附近。一旦覺得灼熱，就拿開寶特瓶。反覆貼放3、4次。

②

大椎

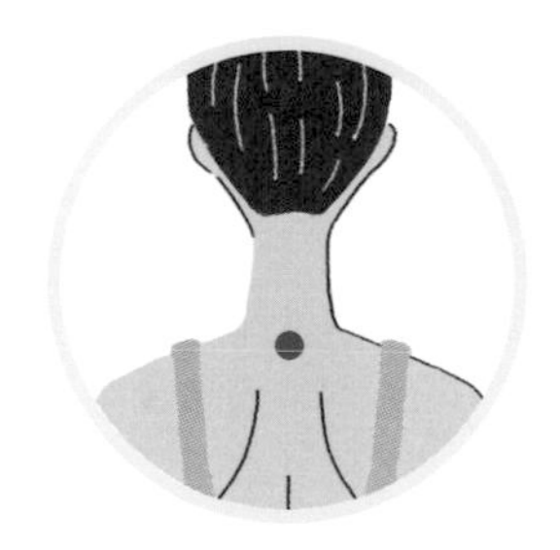

頸部朝前彎曲時，最凸出處下方的凹點

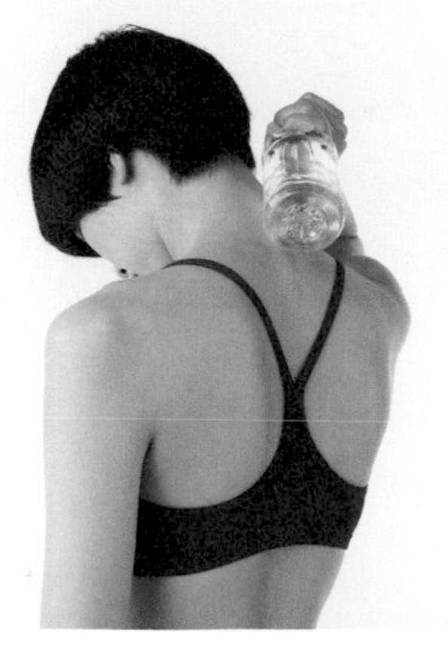

接著，將寶特瓶底部邊緣貼放在「大椎」附近。一旦覺得灼熱，就拿開寶特瓶。反覆貼放3、4次。

③

骶骨

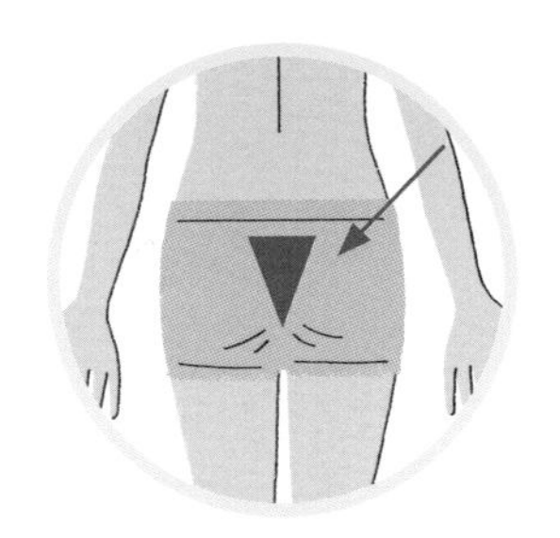

尾骨上方、脂肪最薄部分一帶。又稱仙骨。

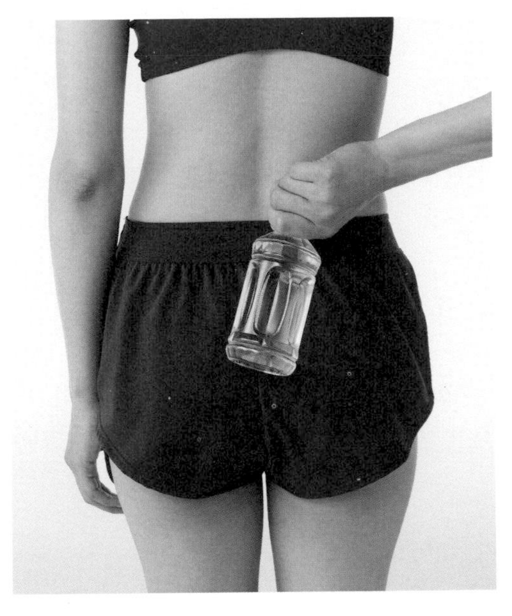

將寶特瓶貼側面放在「骶骨」附近，一旦覺得灼熱，就拿開寶特瓶。反覆貼放3、4次。

※請直接貼放在肌膚上。

④

膻中

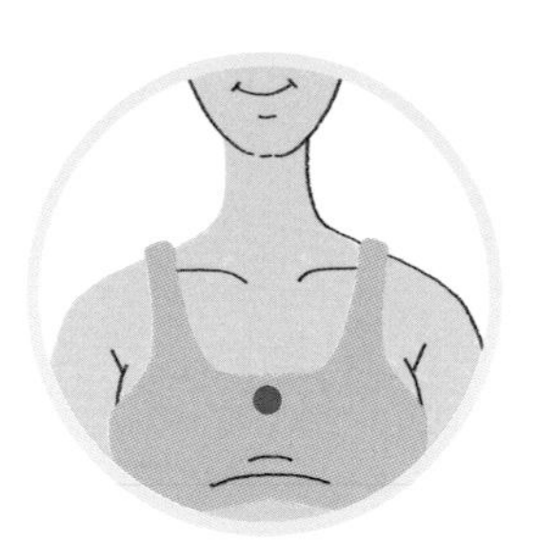

第四根肋骨中心（男性是左右乳頭中點，女性則以手指探找按壓有輕微痛感處）。

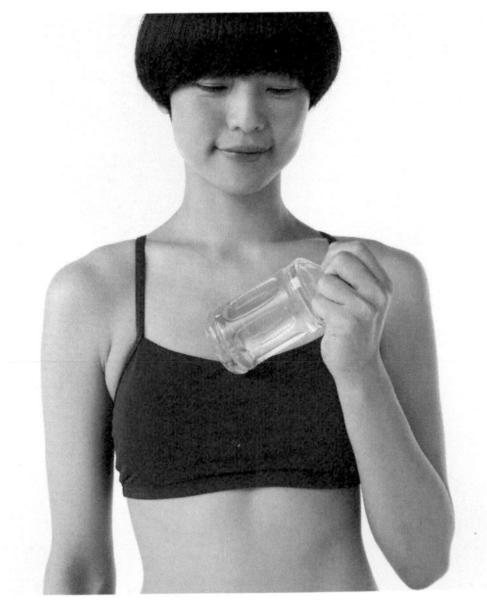

最後，將寶特瓶底部邊緣貼放在「膻中」附近。一旦覺得灼熱，就拿開寶特瓶。反覆貼放3、4次。

※請直接貼放在肌膚上。

[虛寒上火]－熱 隱

上半身會突然上火般燥熱、下半身卻寒涼的就是「虛寒上火」型。要使用將偏於上半部的熱，導引、分散到身體其他部位的方法。最後溫灸的穴位，請配合體質選擇。

①

膏肓

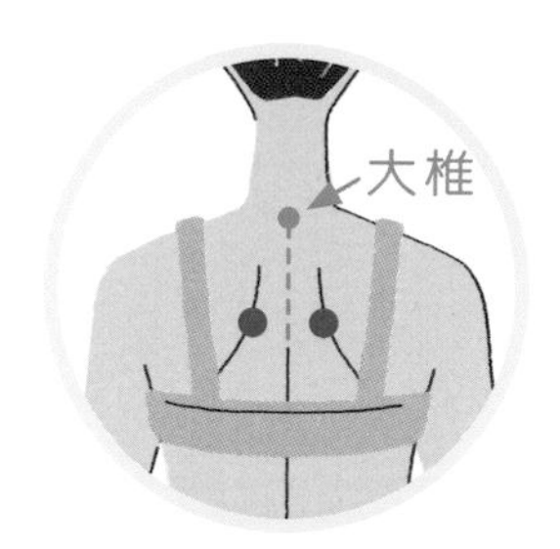

在大椎（參照次頁）下方的第四節脊骨下方左右、肩胛骨的內側。

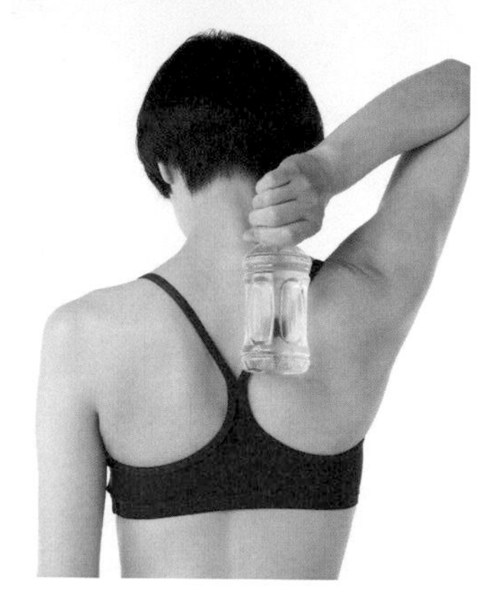

將寶特瓶貼放在「膏肓」附近，一旦覺得灼熱，就拿開寶特瓶。反覆貼放3、4次，另一側也以同樣方式溫灸。

※請直接貼放在肌膚上。

②

膈俞

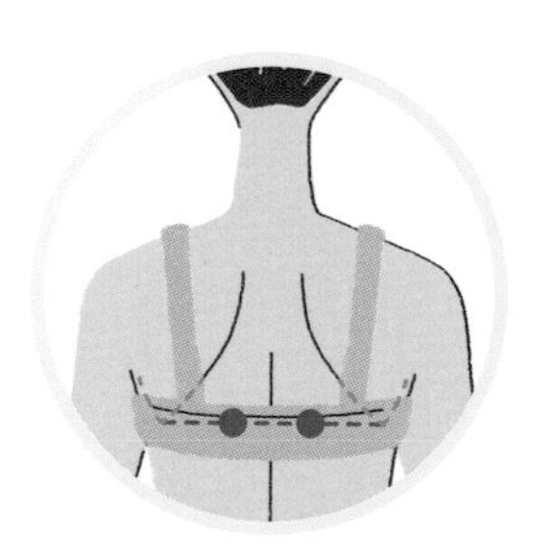

在肩胛骨下端的連接線上、脊椎骨左右2指寬處外側。

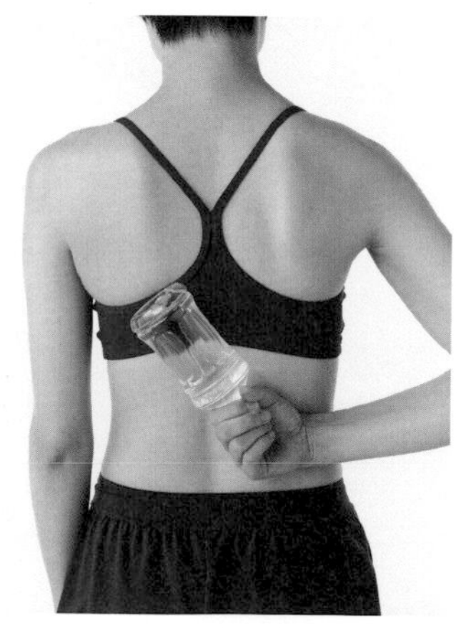

接著，將寶特瓶貼放在「膈俞」附近。一旦覺得灼熱，就拿開寶特瓶。反覆貼放3、4次，另一側也以同樣方式溫灸。

※請直接貼放在肌膚上。

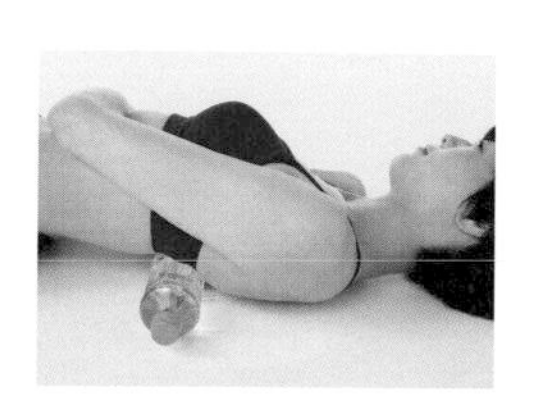

手難以搆到時，就將寶特瓶橫放在地板上，躺在上面。

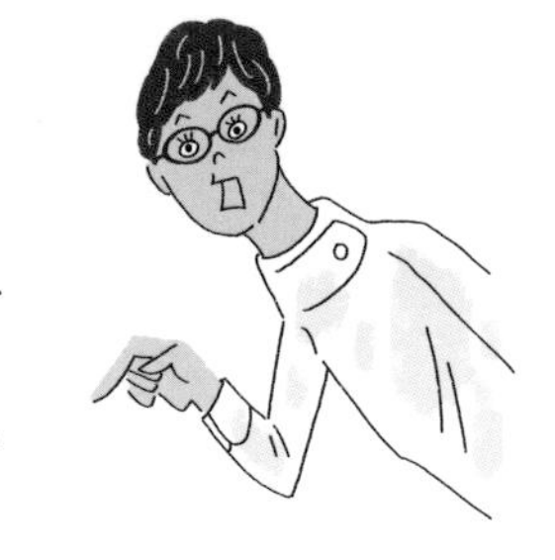

下面的步驟③，**依體質溫灸的穴位不一樣。**
請配合自己的體質（參照p.12至p.13）選擇喲！

③

（虛寒型）（隱性虛寒型）是……

足三里

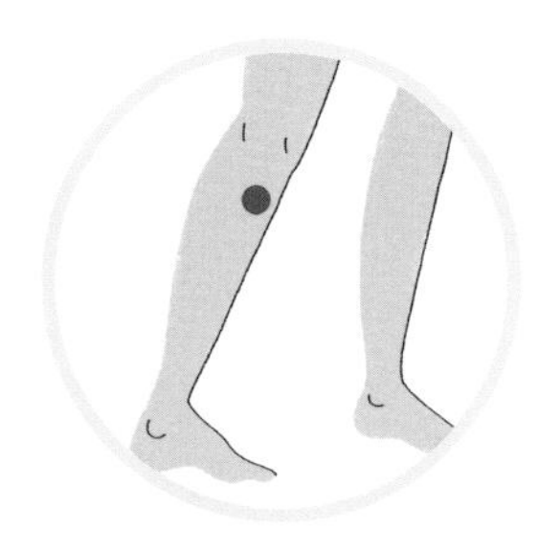

在膝蓋下、外側凹陷處的4指寬處下方。

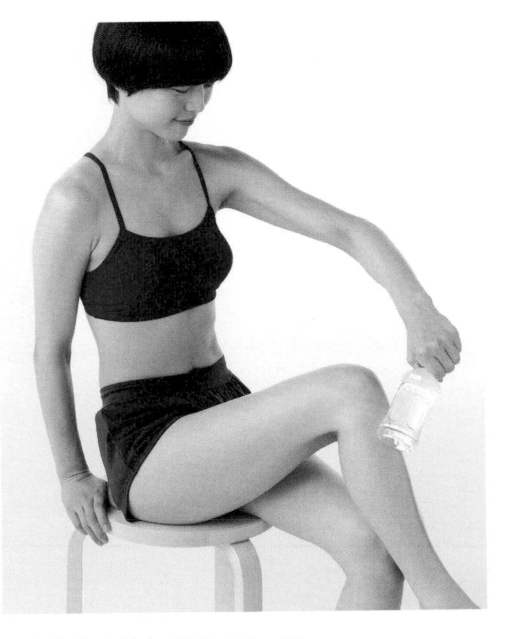

將寶特瓶貼放在「足三里」附近，一旦覺得灼熱，就拿開寶特瓶。反覆貼放3、4次，另一側也以同樣方式溫灸。

（熱型）是……

大椎

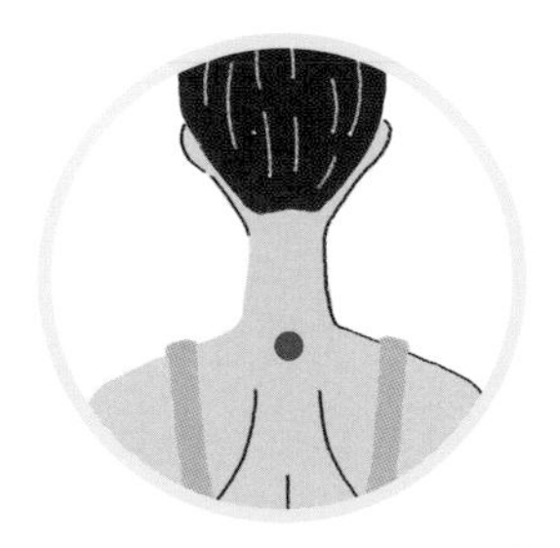

頸部朝前彎曲時，最凸出部分下方的凹陷處。

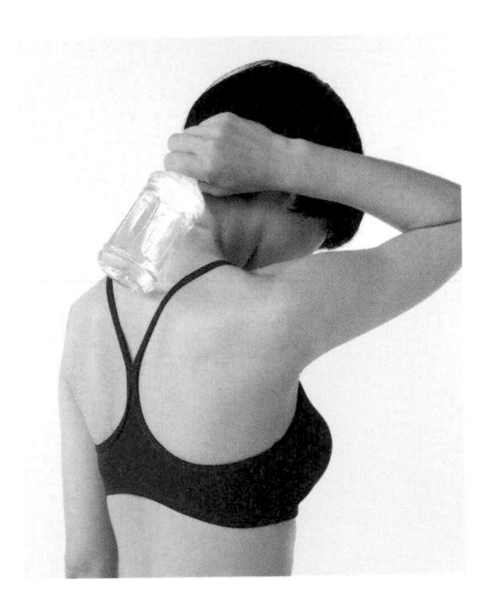

將寶特瓶貼放在「大椎」附近，一旦覺得灼熱，就拿開寶特瓶。反覆貼放3、4次。

part

3

緩和肩膀僵硬

在夏天聽到有人說「肩膀變得很僵硬」，很多人會感到意外吧！身體僵硬的原因之一，就是身體虛寒、使得血液循環變差。由於冷氣的風口正對著肩膀、頸部，容易造成虛寒，因此夏天有肩膀、脖子僵硬困擾的人其實是很多的。請溫灸能促進血液循環的穴位，減緩不舒服的「僵硬」感吧。

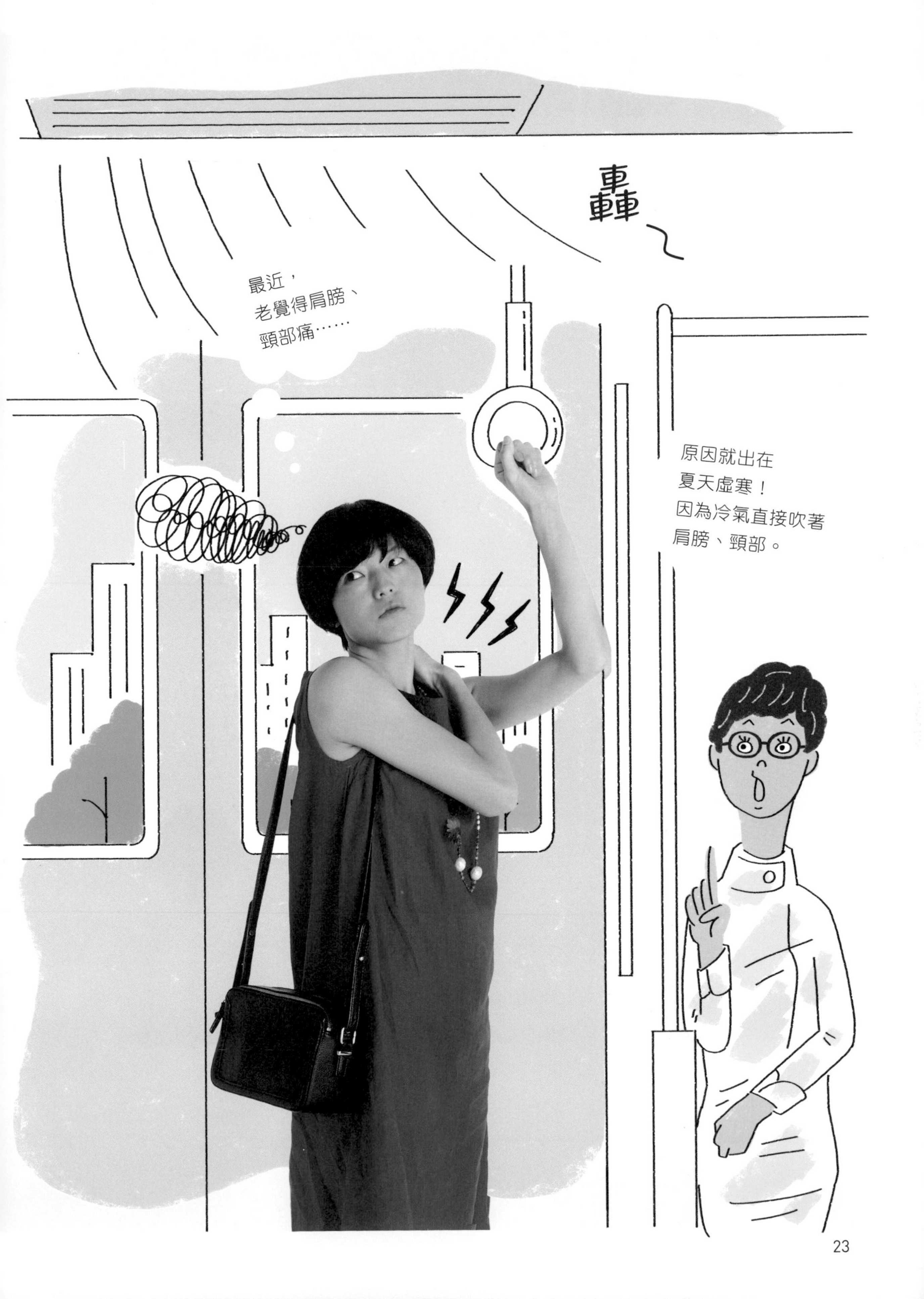
轟～
最近，
老覺得肩膀、
頸部痛……
原因就出在
夏天虛寒！
因為冷氣直接吹著
肩膀、頸部。

〔肩膀僵硬〕－寒 熱 隱

為了減緩肩膀僵硬，要促進上達肩膀經絡的通暢。依序溫灸手部到手腕、肩膀的穴位，使氣血在經絡中暢通運行。最後，再依體質溫灸不同的穴位。

① 合谷

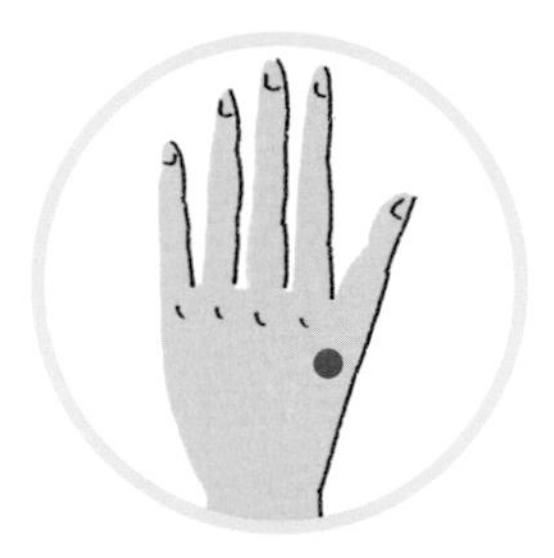

在拇指與食指之間，位於食指骨頭側邊。

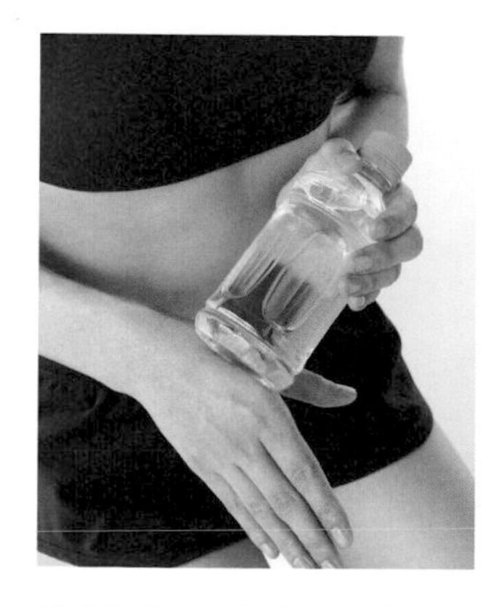

將寶特瓶底部邊緣貼放在「合谷」附近。一旦覺得灼熱，就拿開寶特瓶。反覆貼放3、4次，另一側也以同樣方式溫灸。

② 手三里

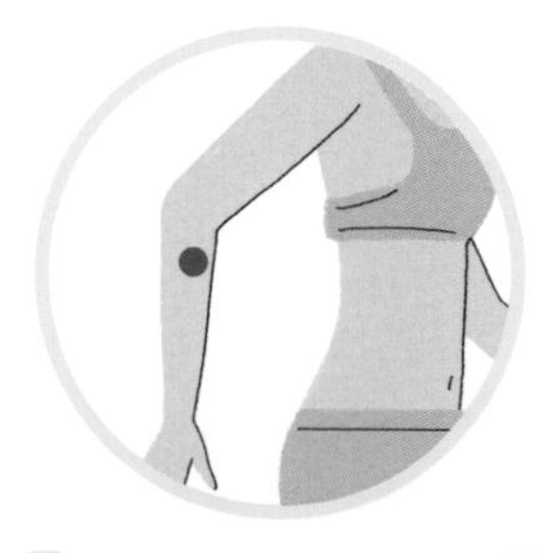

在手肘彎曲時的紋路下方3指寬處、肌肉最發達的地方。

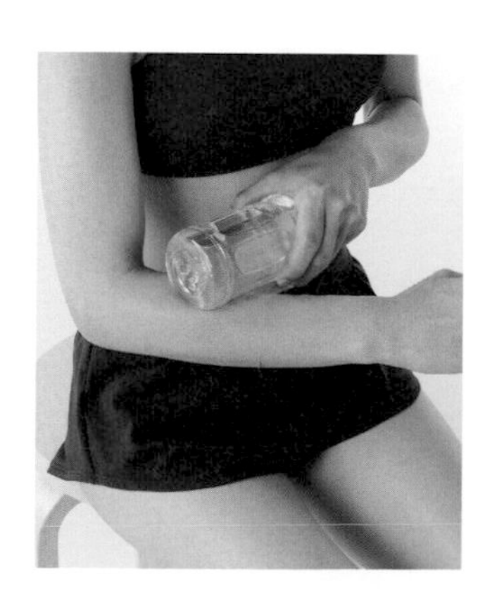

接著，將寶特瓶貼放在「手三里」附近。一旦覺得灼熱，就拿開寶特瓶。反覆貼放3、4次，另一側也以同樣方式溫灸。

③ 肩井

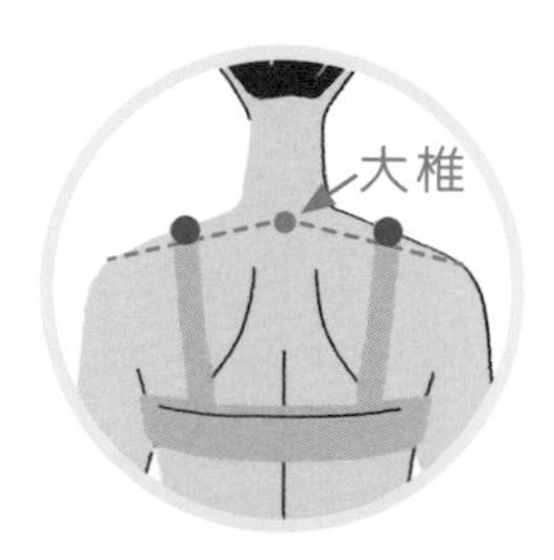

大椎（頸部朝前彎曲時，最凸出處的正下方）與肩膀尖端連接線的中點。

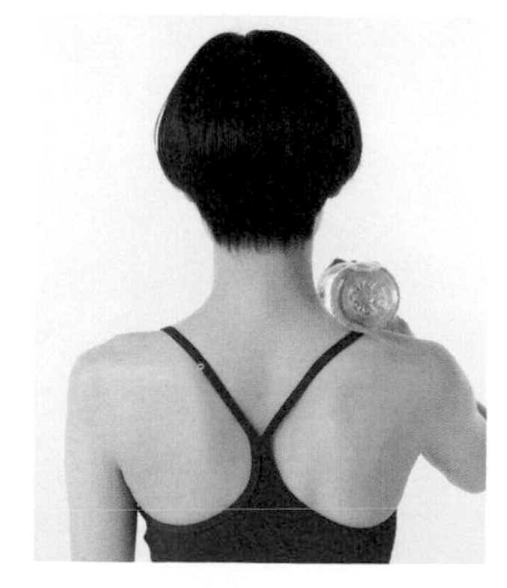

將寶特瓶貼放在「肩井」附近，一旦覺得灼熱，就拿開寶特瓶。反覆貼放3、4次，另一側也以同樣方式溫灸。

※請直接貼放在肌膚上。

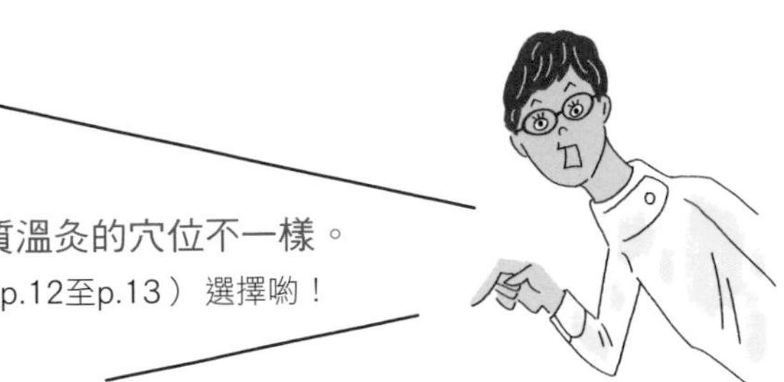

接下來的步驟④，**依體質溫灸的穴位不一樣**。
請配合自己的體質（參照p.12至p.13）選擇喲！

④

虛寒型 是……

風池

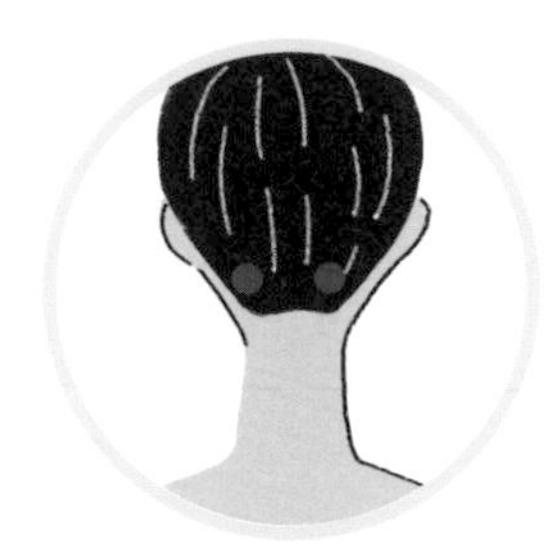

後腦勺中央凹陷處，與耳骨凸出處連接線的中點。

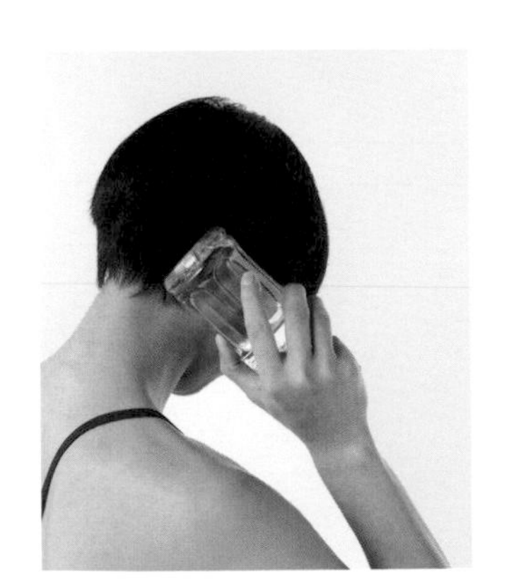

將寶特瓶貼放在「風池」附近，一旦覺得灼熱，就拿開寶特瓶。反覆貼放3、4次，另一側也以同樣方式溫灸。

熱型 是……

膏肓

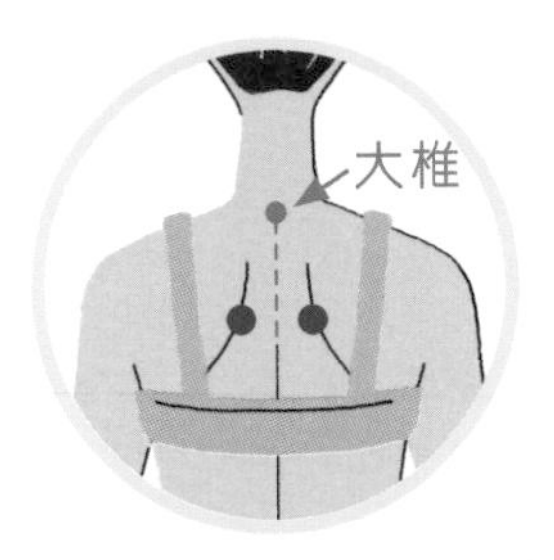

在大椎（參照③）下方的第四節脊骨下方左右、肩胛骨的內側。

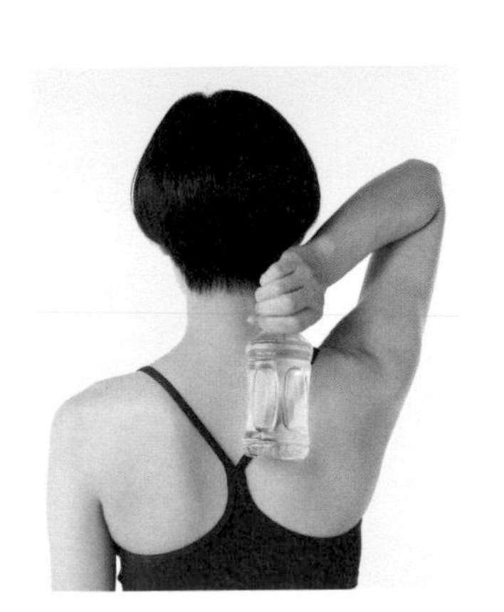

將寶特瓶貼放在「膏肓」附近，一旦覺得灼熱，就拿開寶特瓶。反覆貼放3、4次，另一側也以同樣方式溫灸。

※請直接貼放在肌膚上。

隱性虛寒型 是……

身柱

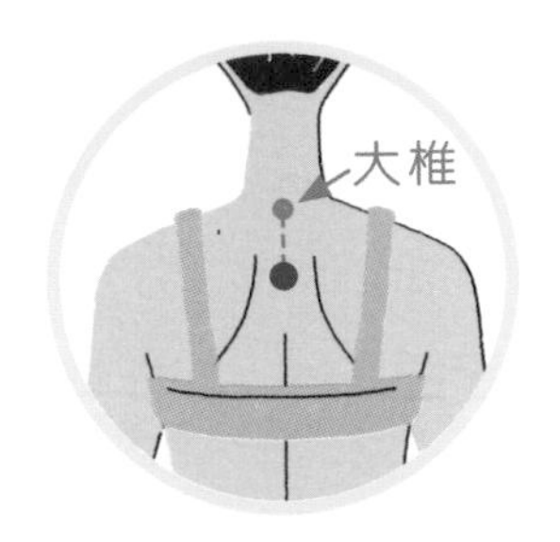

在大椎（參照③）下方的第三節脊骨下方凹陷處。

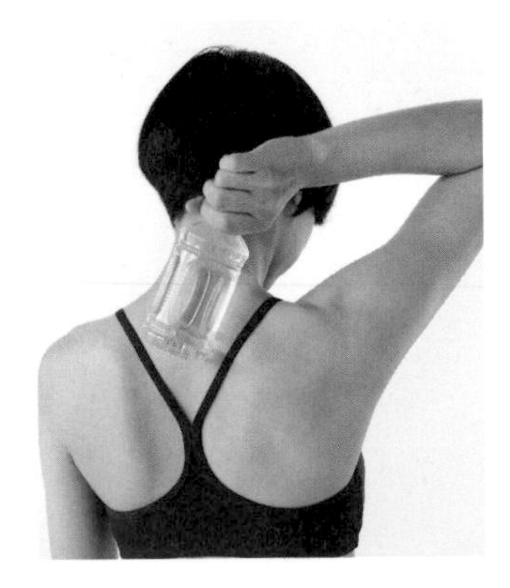

將寶特瓶貼放在「身柱」附近，一旦覺得灼熱，就拿開寶特瓶。反覆貼放3、4次溫灸。

〔頸部僵硬〕—寒熱隱

「天柱」與「風池」位於頸部後方肌肉集中處，鎖骨下方則與頸部前側肌肉（胸鎖乳突肌）相連接。只要頸部的前後與兩側溫暖起來，就能緩解僵硬。

①

天柱

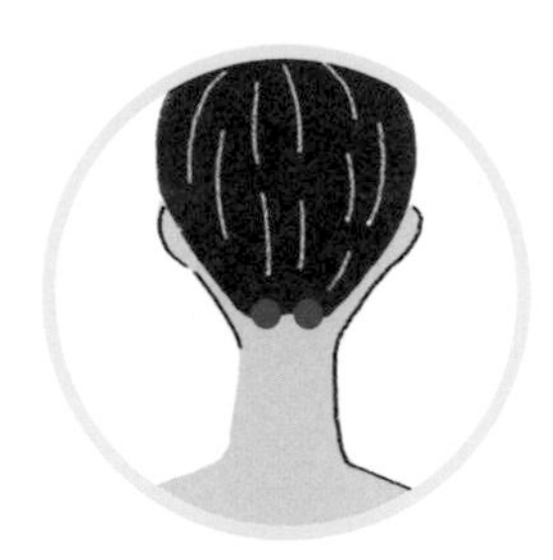

位於髮際左右的凹陷處。

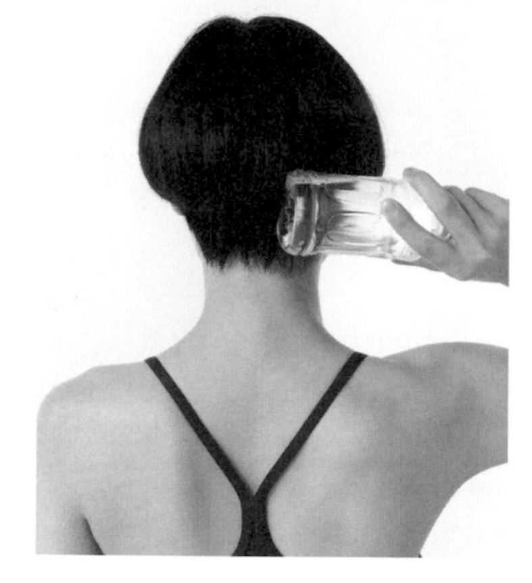

將寶特瓶貼放在「天柱」附近，一旦覺得灼熱，就拿開寶特瓶。反覆貼放3、4次，另一側也以同樣方式溫灸。

②

風池

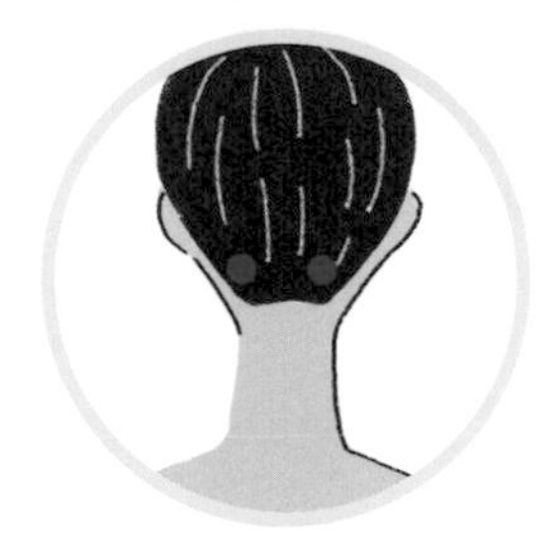

後頸部中央凹陷處，與耳骨凸出處連接線的中點。

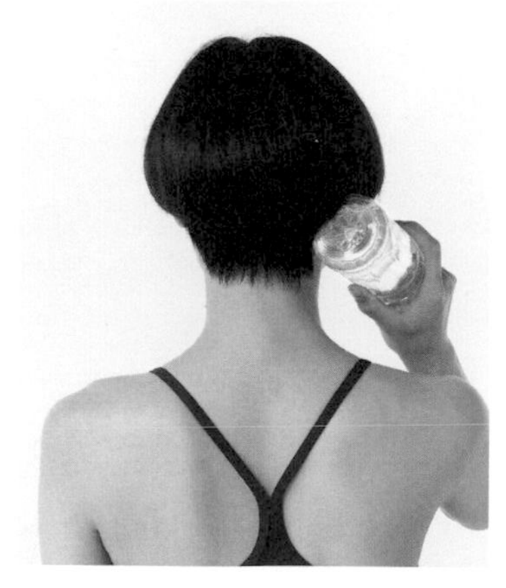

接著，將寶特瓶貼放在「風池」附近，一旦覺得灼熱，就拿開寶特瓶。反覆貼放3、4次，另一側也以同樣方式溫灸。

③

鎖骨下方

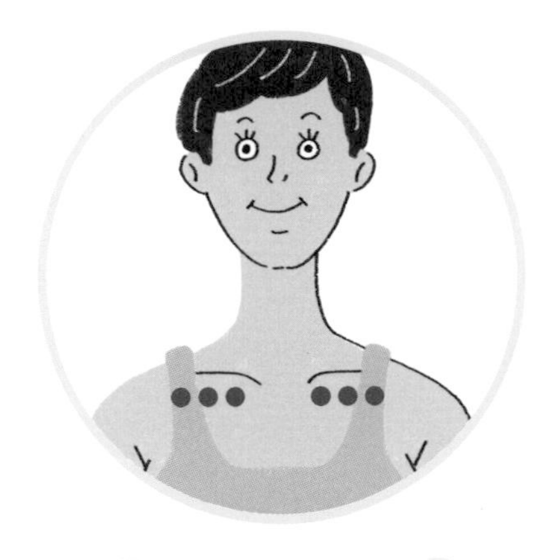

鎖骨下方3處。

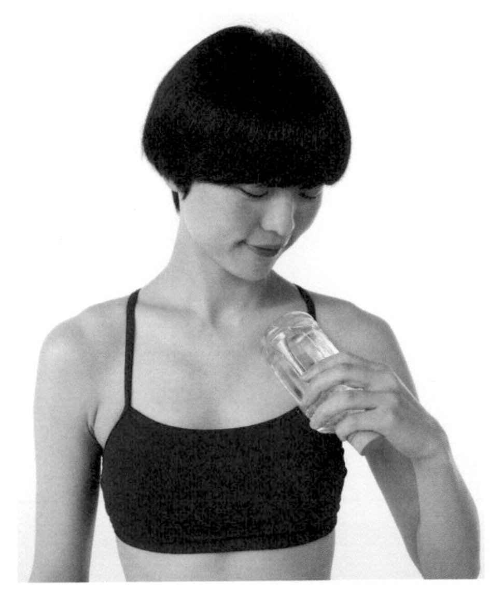

將寶特瓶底部邊緣貼放在鎖骨下方、靠中心處，一旦覺得灼熱，就拿開寶特瓶。反覆貼放3、4次。

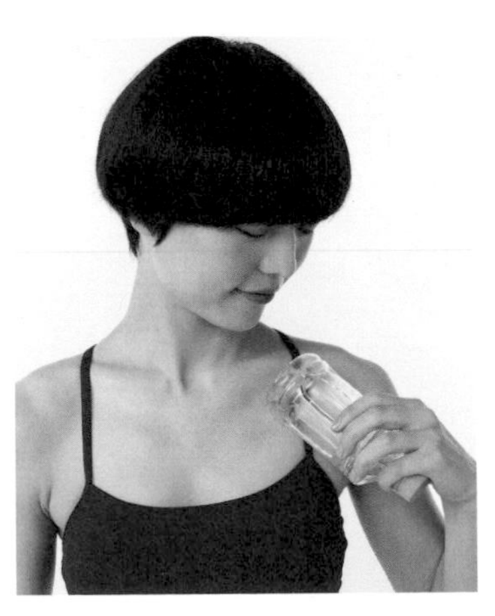

在稍偏離鎖骨中心的位置，反覆貼放。

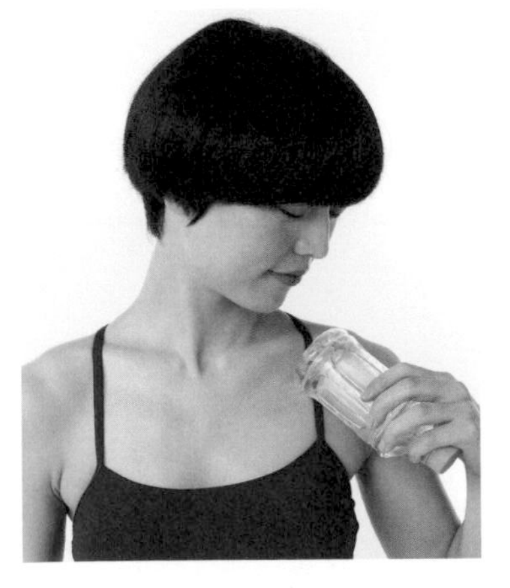

移動貼放的位置直到鎖骨的邊端，同樣反覆貼放。另一側也以同樣方式溫灸。

※請直接貼放在肌膚上。

〔眼睛疲勞〕— 寒  

眼睛疲勞的原因，並非只有用眼過度。由於與肩膀周邊虛寒有關，所以要溫灸與解除肩膀僵硬共通的穴位，及能促使眼睛周邊血液循環的穴位。

①

手三里

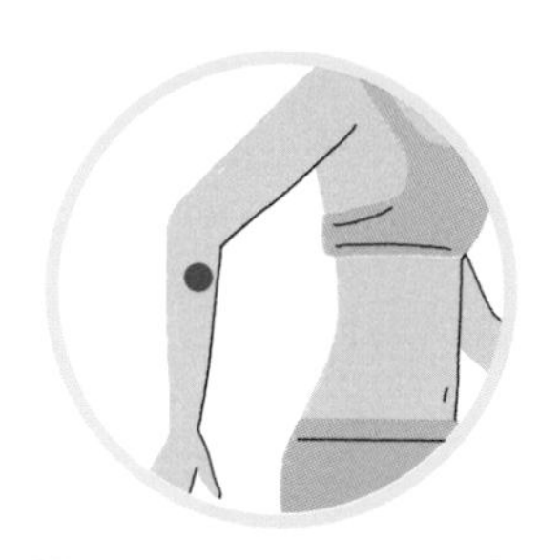

在手肘彎曲時的紋路下方3指寬處、肌肉最發達的地方。

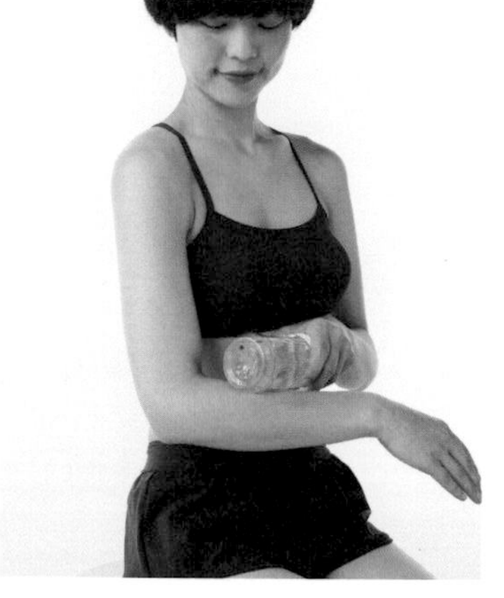

將寶特瓶貼放在「手三里」附近。一旦覺得灼熱，就拿開寶特瓶。反覆貼放3、4次，另一側也以同樣方式溫灸。

②

肩井

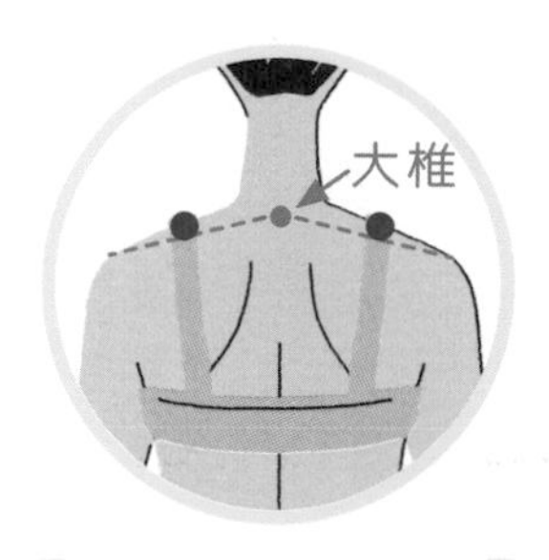

大椎（頸部朝前彎曲時，最凸出處的正下方）與肩膀尖端連接線的中點。

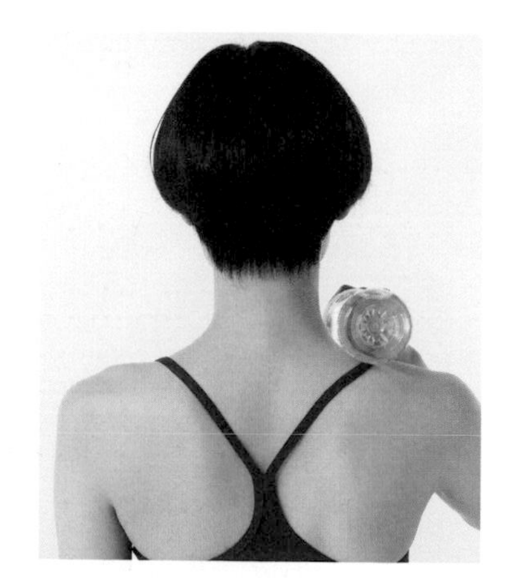

將寶特瓶貼放在「肩井」附近，一旦覺得灼熱，就拿開寶特瓶。反覆貼放3、4次，另一側也以同樣方式溫灸。

※請直接貼放在肌膚上。

③

風池

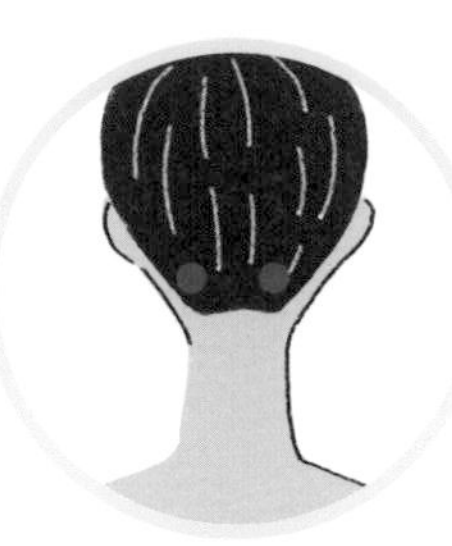

後頸部中央凹陷處，與耳骨凸出處連接線的中點。

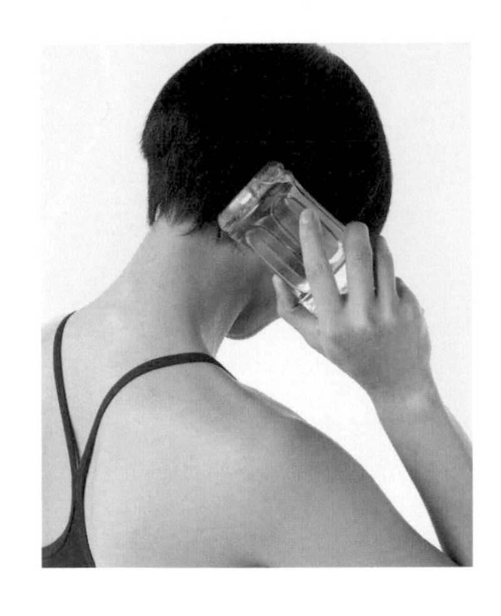

接著，將寶特瓶貼放在「風池」附近，一旦覺得灼熱，就拿開寶特瓶。反覆貼放3、4次，另一側也以同樣方式溫灸。

④

太陽

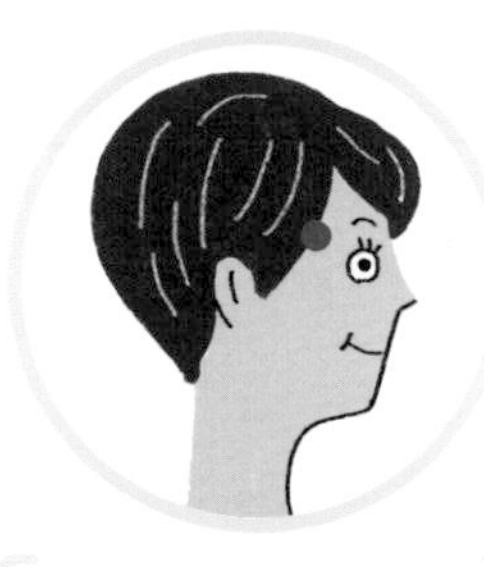

在眉尾與眼尾連接線的中點、1根拇指寬處的外側。

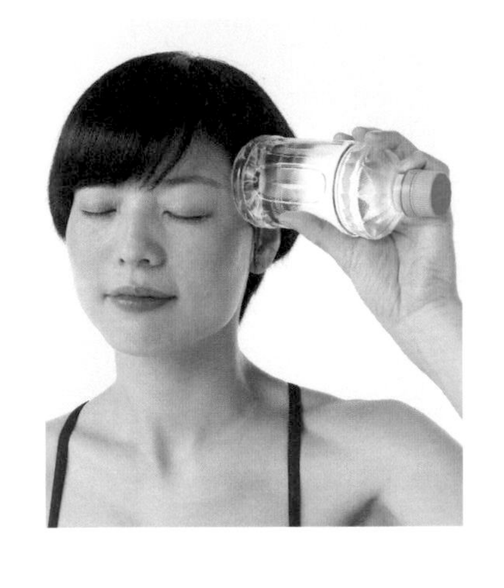

將寶特瓶貼放在「太陽」附近，一旦覺得灼熱，就拿開寶特瓶。反覆貼放3、4次，另一側也以同樣方式溫灸。

⑤

眼睛周邊

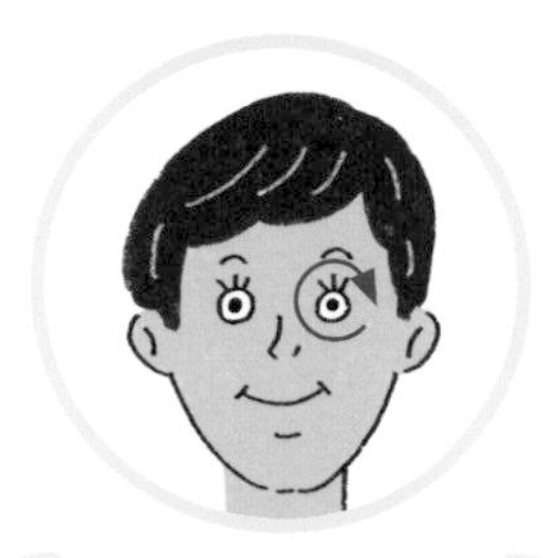

眼睛周邊的凹陷處。

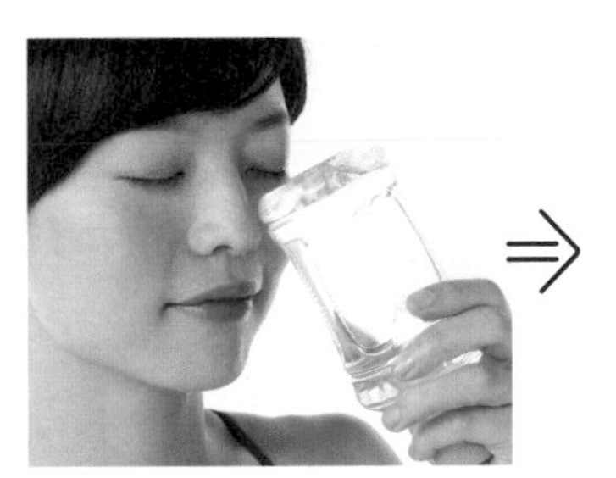

⇒

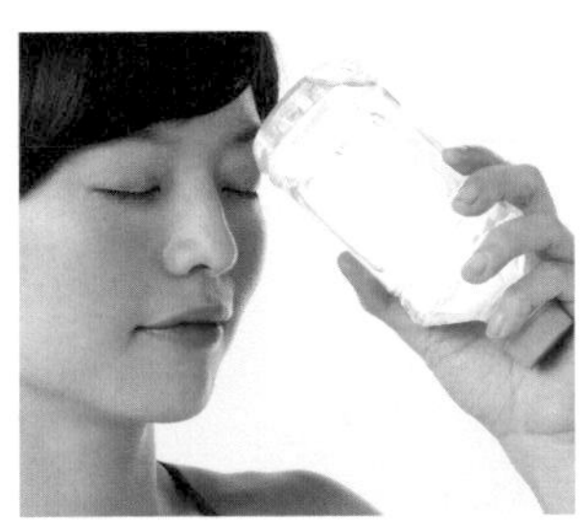

將寶特瓶底部邊緣貼放在眼睛周邊的凹陷處。一旦覺得灼熱，就拿開寶特瓶，反覆移動貼放的位置，如此溫灸一圈後，另一側也以同樣方式溫灸。

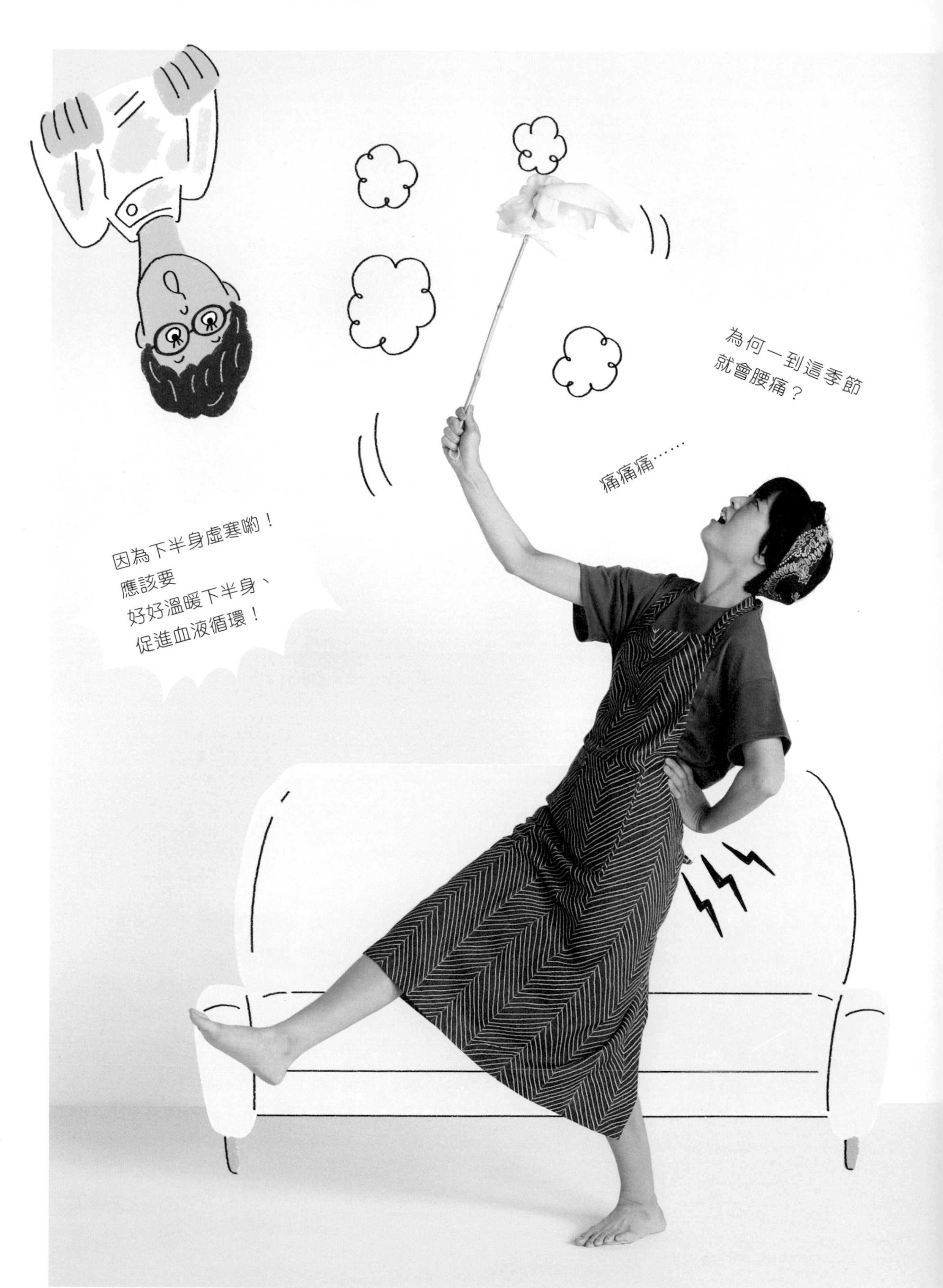
為何一到這季節
就會腰痛？
痛痛痛……
因為下半身虛寒喲！
應該要
好好溫暖下半身、
促進血液循環！

part

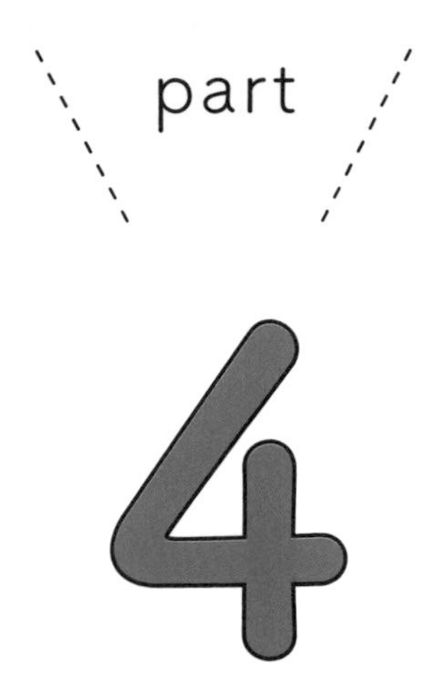

緩解腰痛

腰痛原本是容易出現在寒冷季節的毛病，但最近夏天重症化的例子也增加了。為什麼呢？因為在冷空氣沉降的室內，很多人都光著腳或只穿拖鞋。慢性腰痛與下半身的虛寒有關，甚至會有閃到腰的情形。在演變成這樣之前，以溫灸術保養吧！

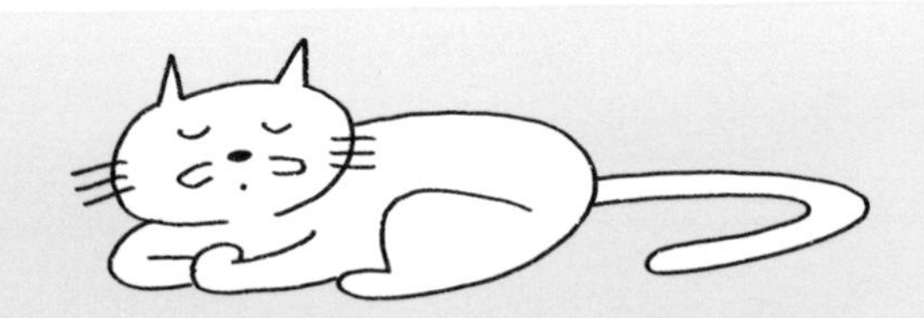

[慢性腰痛]

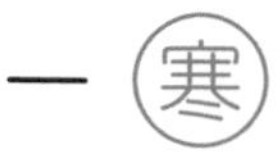

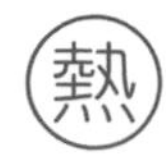

夏天的慢性腰痛，原因之一就是身體因冷氣而虛寒。話雖如此，直接溫灸腰部反而沒有效果。依序先從肚子側面開始，最後才溫灸疼痛處是重點。

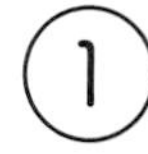

肚臍下的連接線

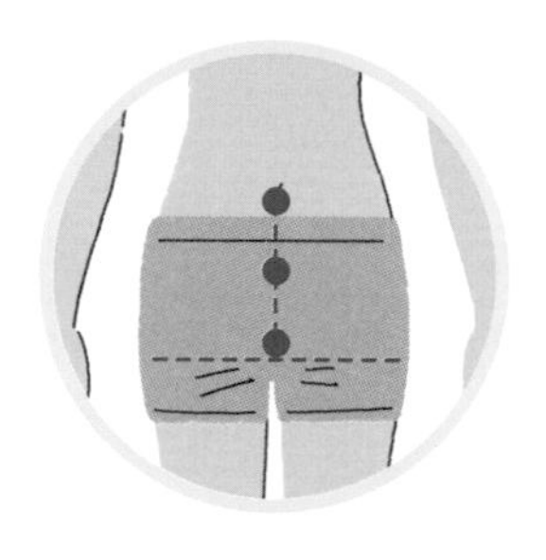

肚臍與恥骨聯合（髖骨的底部）連接線上的三個地方。

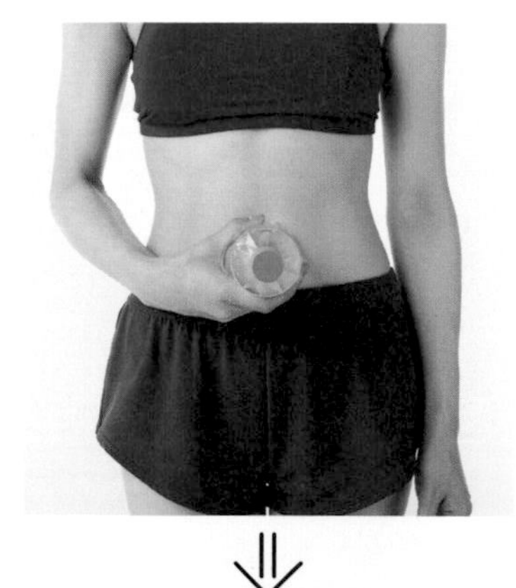

將寶特瓶底部貼放在肚臍上，一旦覺得灼熱，就拿開寶特瓶。反覆貼放3、4次。由於是容易燙傷部位，要注意。

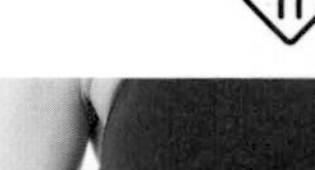

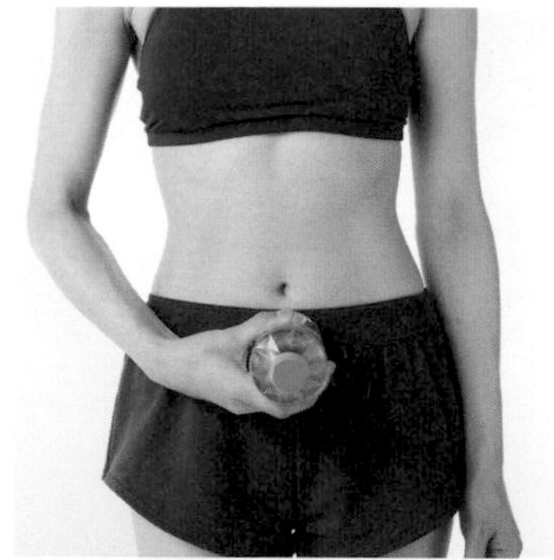

將寶特瓶下移到肚臍與恥骨聯合的中間，以同樣方式貼放。要注意避免燙傷。

※請直接貼放在肌膚上。

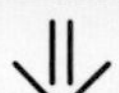

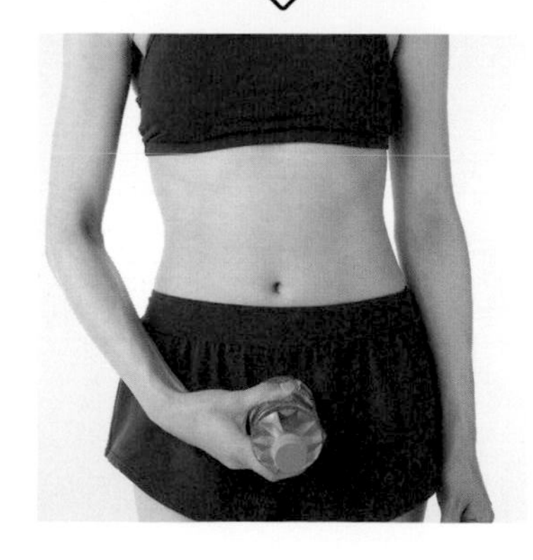

將寶特瓶移到恥骨聯合的附近，以同樣的方式溫灸。要注意避免燙傷。

※請直接貼放在肌膚上。

②

委中

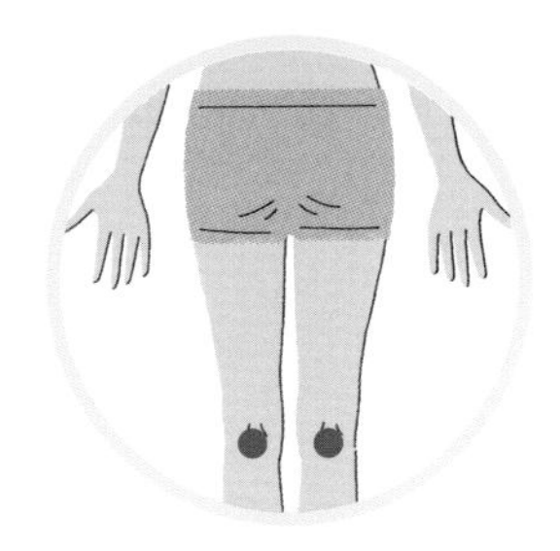

膝蓋內側中心。

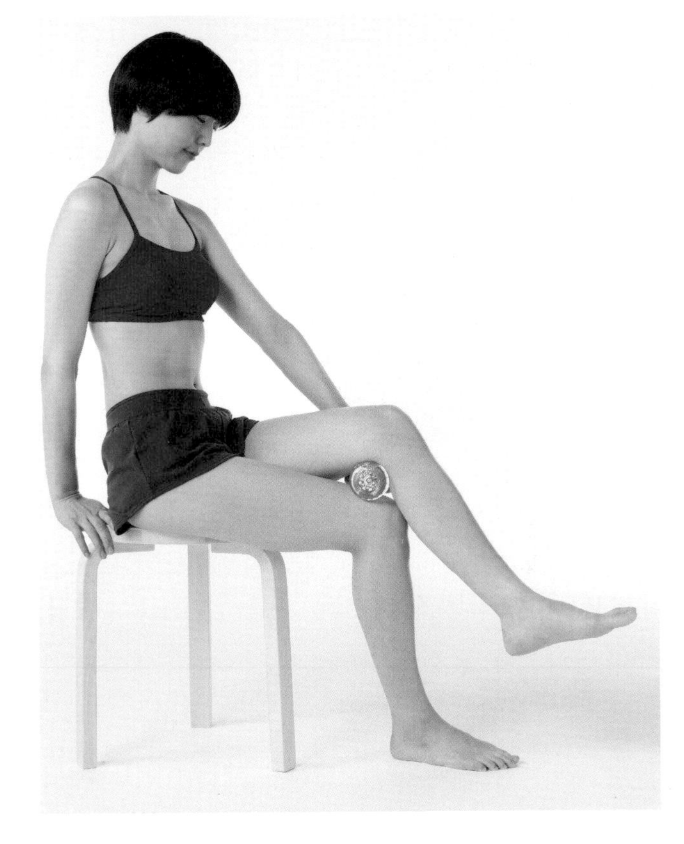

也可將寶特瓶橫放在地板上，躺著、腳貼放在上面。

接著，將寶特瓶貼放在「委中」附近。一旦覺得灼熱，就拿開寶特瓶。反覆貼放3、4次，另一側也以同樣方式溫灸。

③

腰痛處

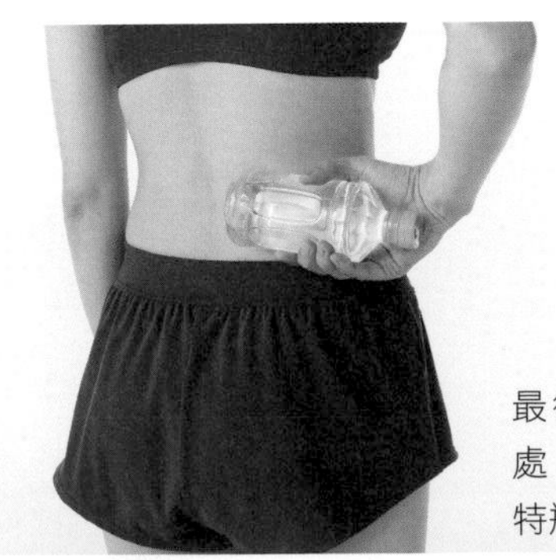

最後，將寶特瓶貼放在疼痛處，一旦覺得灼熱，就拿開寶特瓶。反覆貼放3、4次。

[急性腰痛] — 寒 熱 隱

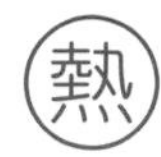

急性腰痛指的是某天突然發生的腰痛，或是所謂的閃到腰，此時要先將骨盆固定住，並保持這樣的姿勢溫灸對腰痛有效的穴位，就能盡早恢復。盡量找人幫忙，不要一個人勉強進行。

① 固定骨盆

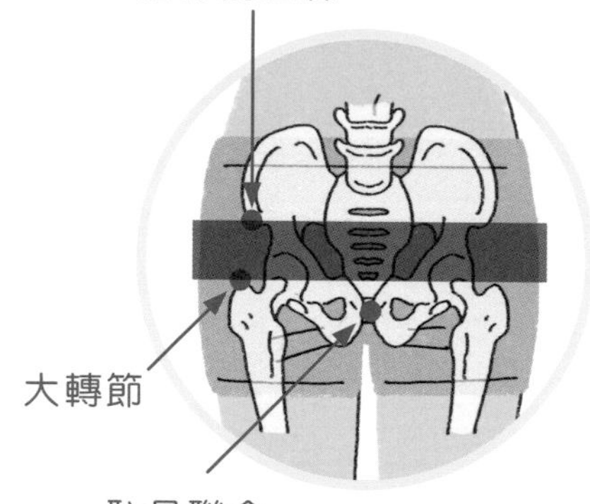

將髂骨前上棘（髂骨最凸出部分）與大轉節（大腿根的突出點）之間綁緊。

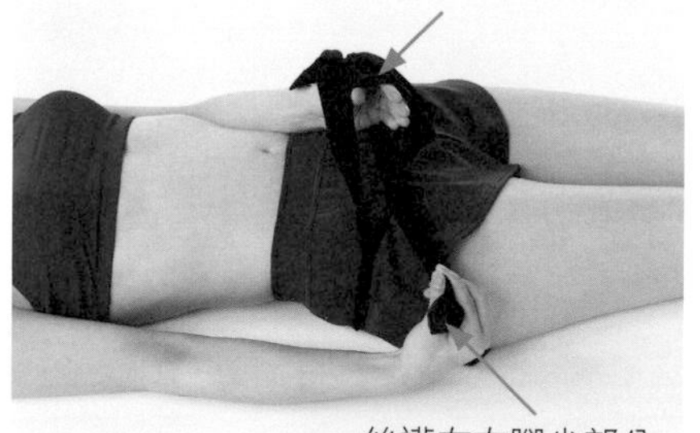

平躺著，將舊絲襪圈圍在腰骨的位置，襪子的左右腳尖部分穿過大腿部分。也可以白紗布、布製腰帶取代絲襪。

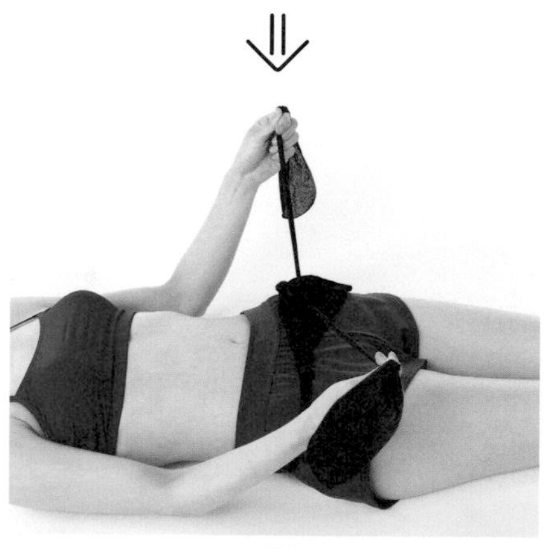

將襪子左右腳朝外拉緊、打結。

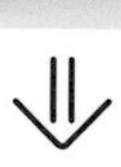

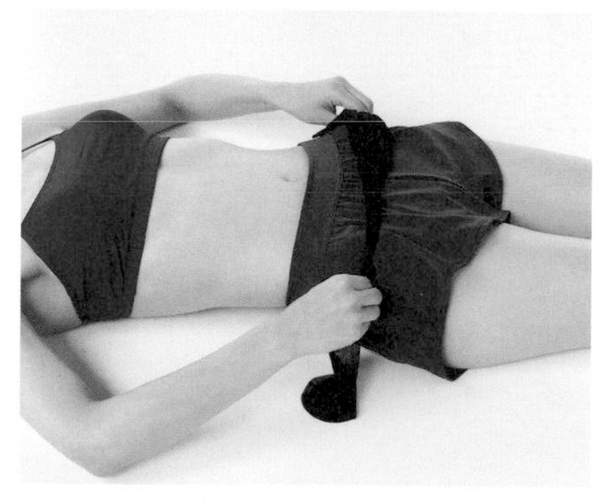

多餘部分往左右塞入。這樣將骨盆固定，就能相當輕鬆地活動。

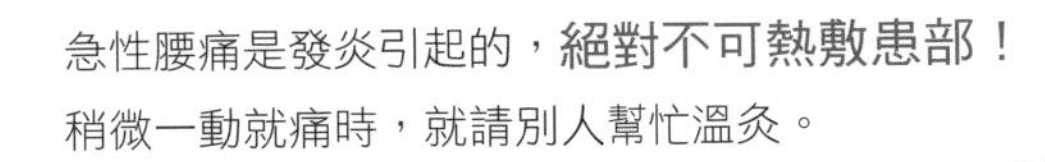

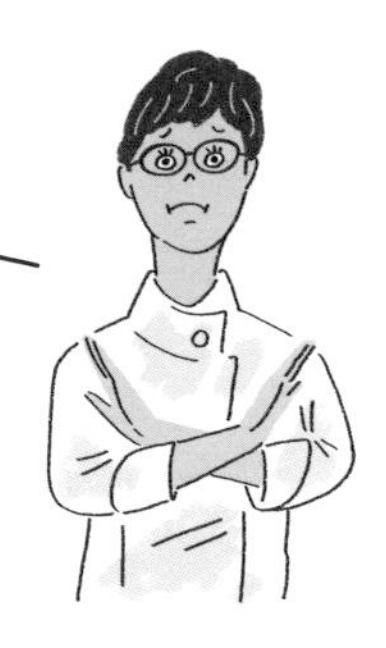

急性腰痛是發炎引起的，**絕對不可熱敷患部！**
稍微一動就痛時，就請別人幫忙溫灸。

②

崑崙

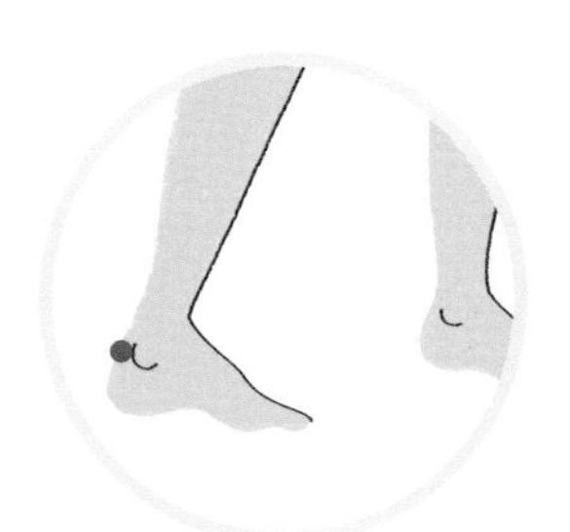

外腳踝與阿基里斯腱之間。

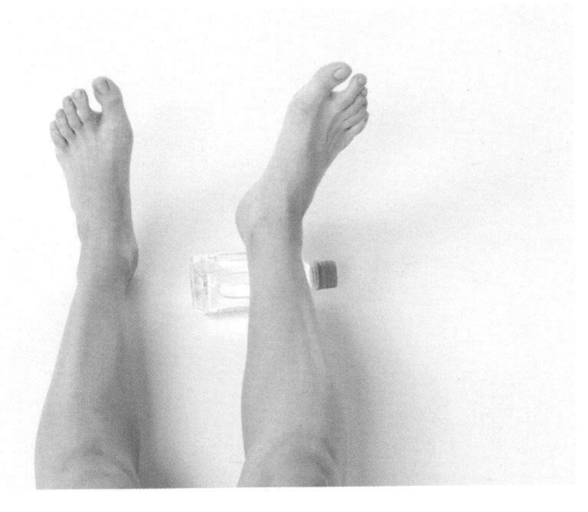

平躺著，將腳踝下方貼放在寶特瓶上，腳掌稍微向外側傾斜。一旦覺得灼熱，就拿開寶特瓶。反覆貼放3、4次，另一側也以同樣方式溫灸。

③

帶脈

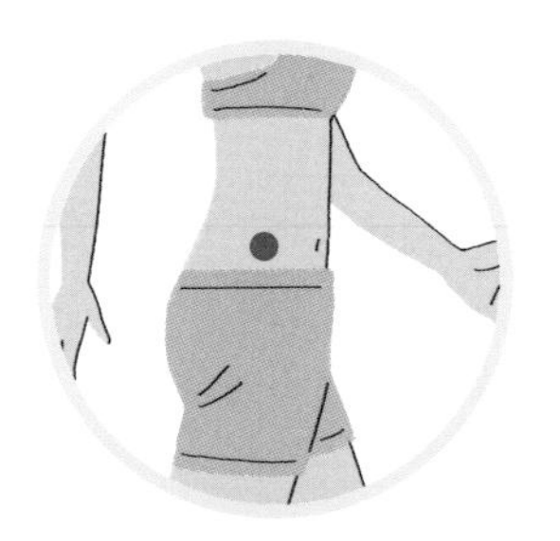

身體側面，與肚臍齊高處。

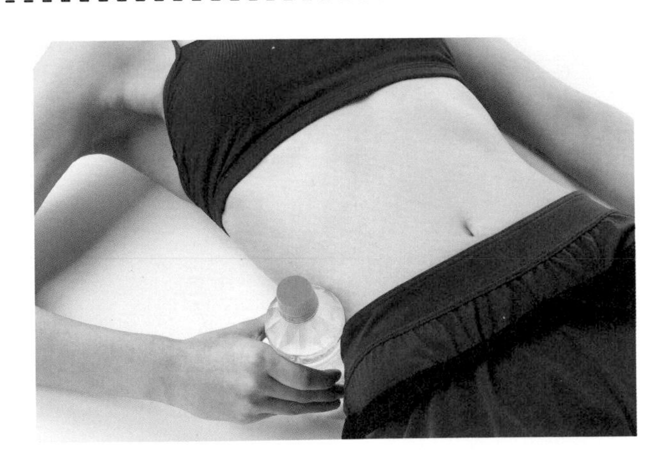

將寶特瓶貼放在「帶脈」附近。一旦覺得灼熱，就拿開寶特瓶。反覆貼放3、4次，另一側也以同樣方式溫灸。

〔生理期腰痛〕— 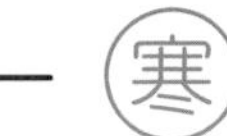 

東方醫學認為，一旦身體虛寒，「瘀血」（血液的流動滯怠）就會增加，因而出現疼痛。生理期腰痛，主要原因也是虛寒。使腰部周邊、下半身暖和起來，就能排除瘀血。

① 三陰交

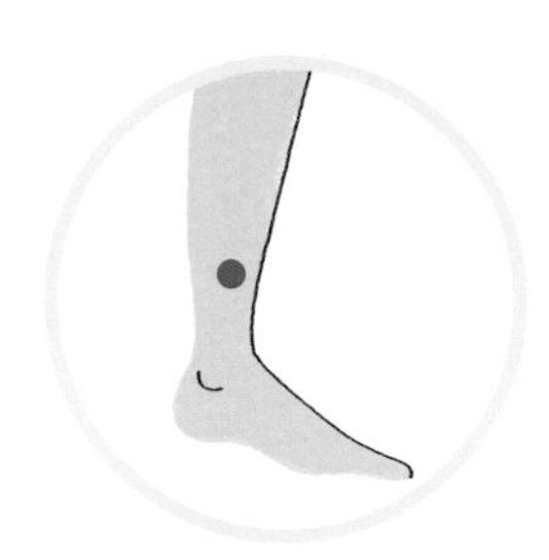

在腳踝內側、4指寬處上方。

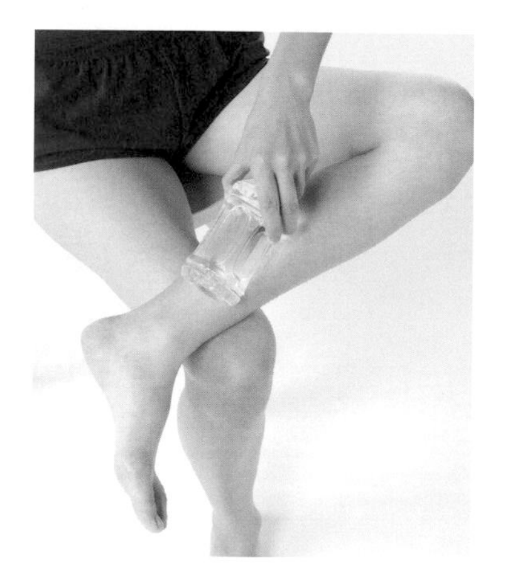

將寶特瓶貼放在「三陰交」附近。一旦覺得灼熱，就拿開寶特瓶。反覆貼放3、4次，另一側也以同樣方式溫灸。

② 腎俞

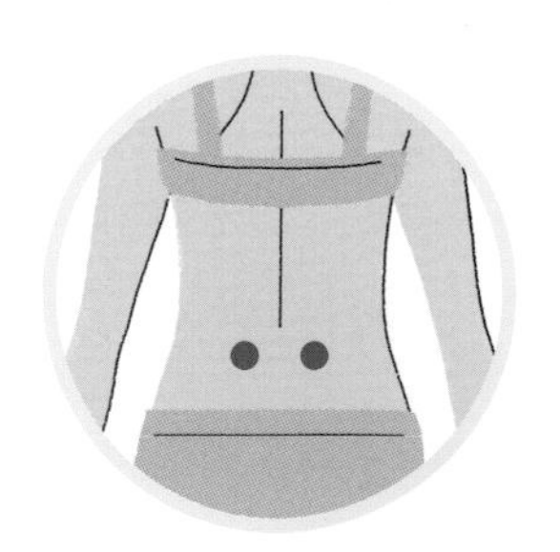

在背脊的2指寬處外側，相當肘關節的高度。

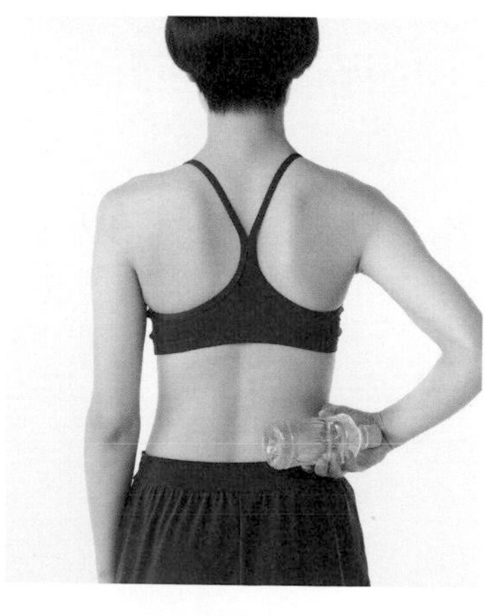

接著，將寶特瓶貼放在「腎俞」附近，一旦覺得灼熱，就拿開寶特瓶。反覆貼放3、4次，另一側也以同樣方式溫灸。

③

血海

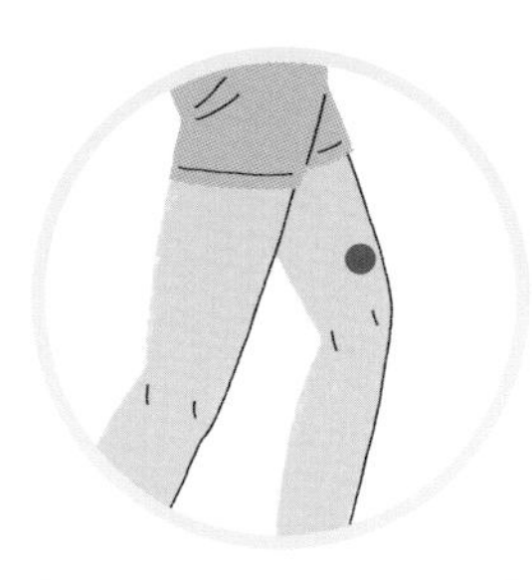

在大腿內側、距膝蓋1個拳頭處上方。

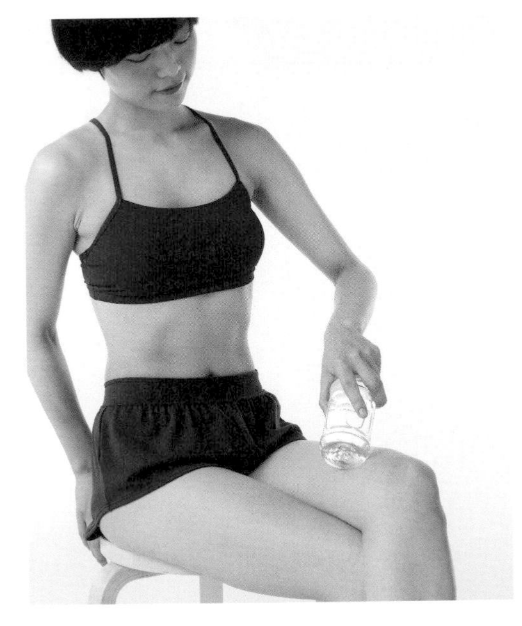

將寶特瓶貼放在「血海」附近，一旦覺得灼熱，就拿開寶特瓶。反覆貼放3、4次，另一側也以同樣方式溫灸。

④

帶脈

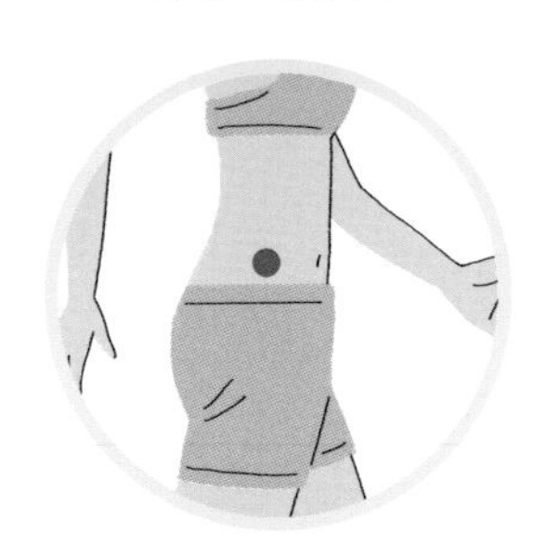

身體側面，與肚臍齊高處。

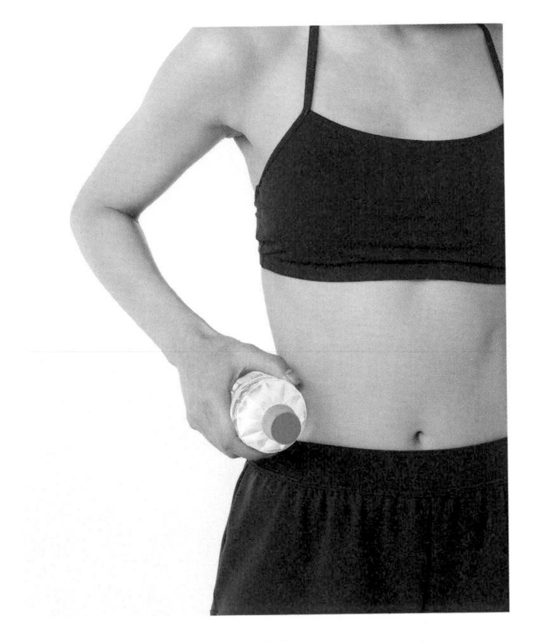

最後，將寶特瓶貼放在「帶脈」附近。一旦覺得灼熱，就拿開寶特瓶。反覆貼放3、4次，另一側也以同樣方式溫灸。

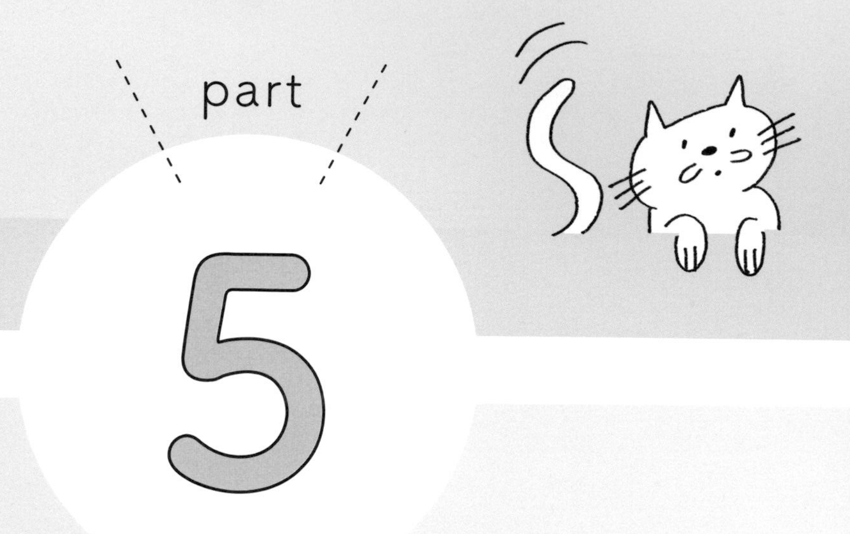

調整腸胃的狀態

你是否一旦天氣變得炎熱，就總是只吃或喝冷的東西？如果腸胃寒涼，消化機能就會下降，且會有食慾不振、消化不良、下痢等症狀。此外，為了使變冷的身體恢復溫暖，身體會變得緊繃，甚至出現腸胃不良等更嚴重的問題。因此，要以溫灸使疲累不堪的夏日腸胃恢復原狀！

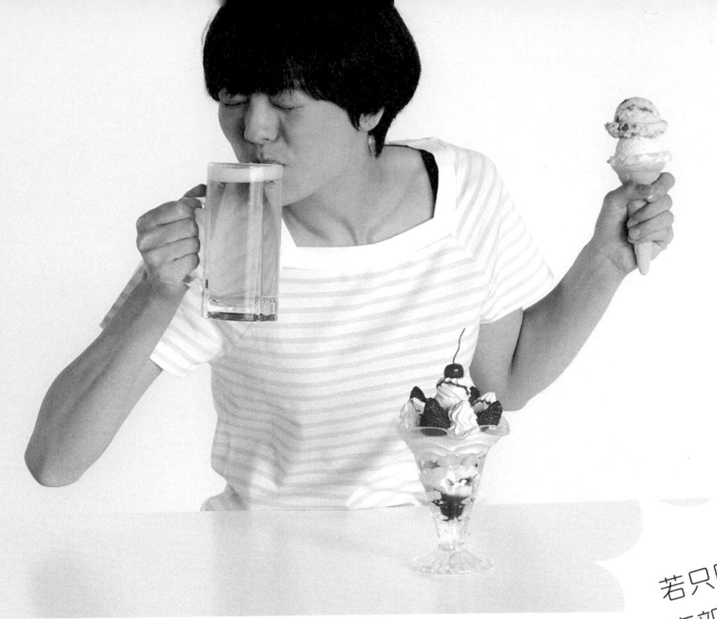

若只吃寒涼的東西，
腹部就會
徹底虛寒喲！

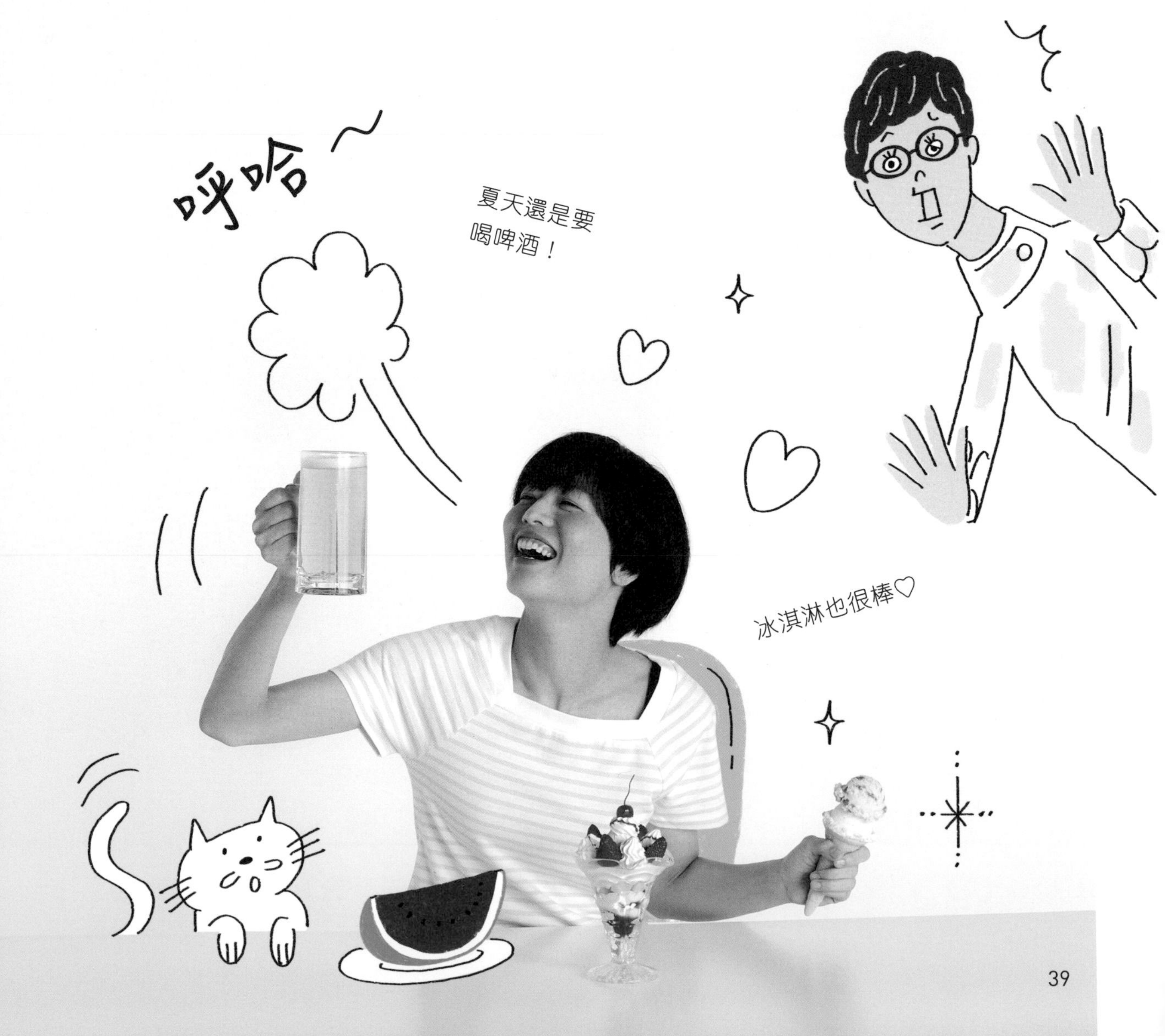

[食欲不振] － 寒 隱

夏天容易變得沒食慾，沒能好好攝取營養，就會更加疲累不堪。從能促進胃腸功能的「足三里」開始，溫灸能活化腹部作用的穴位吧！

①

足三里

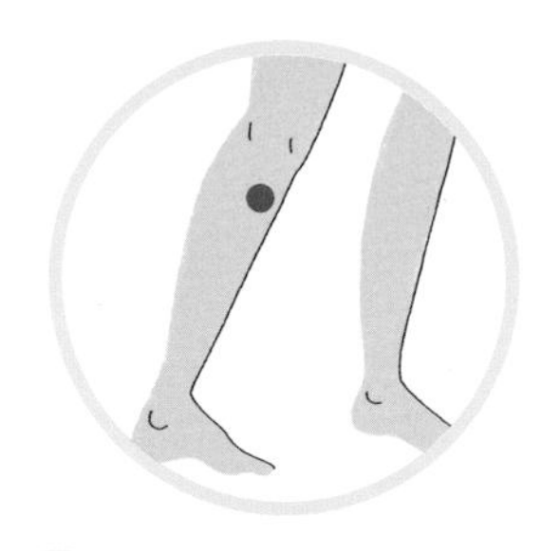

在膝蓋下、外側凹陷處4指寬處下方。

將寶特瓶貼放在「足三里」附近。一旦覺得灼熱，就拿開寶特瓶。反覆貼放3、4次，另一側也以同樣方式溫灸。

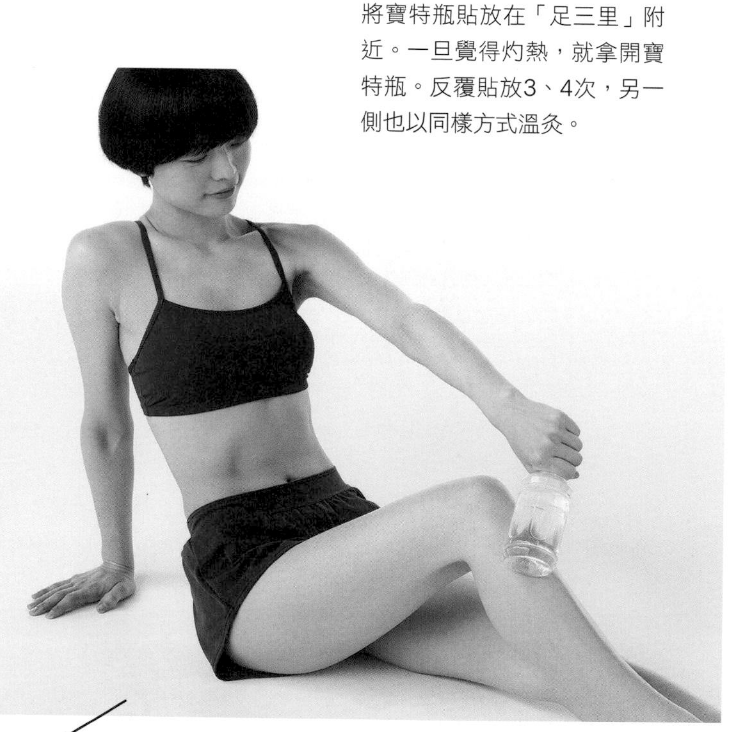

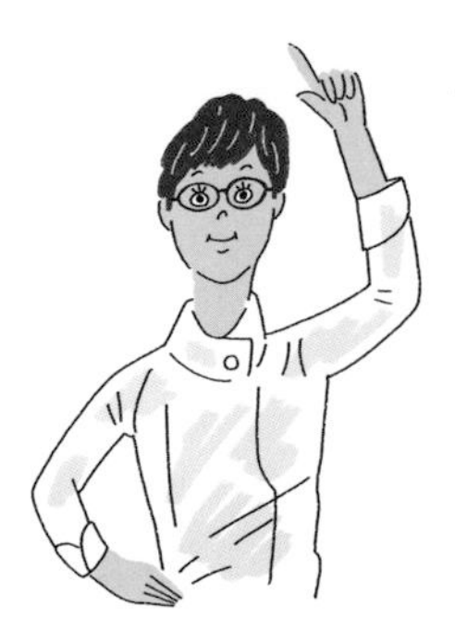

由於「足三里」暖和身體的作用較強，所以不適合「熱型」的人。

熱型的人，直接跳過①，從②開始溫灸吧！

②

膈俞
肝俞
脾俞

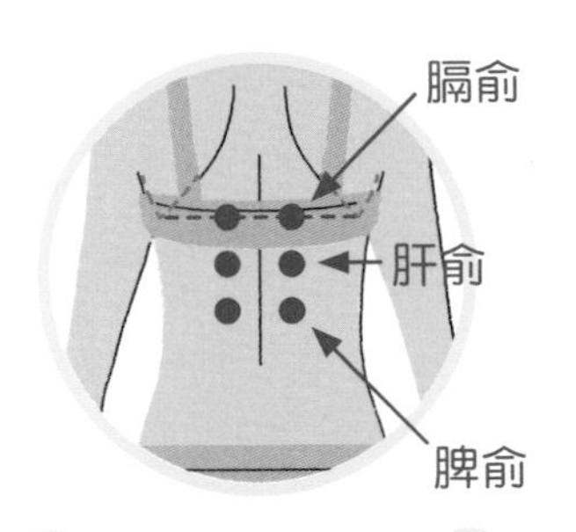

在背脊左右、2指寬處外側的線上，從肩胛骨下方到腰線上方的6個點。

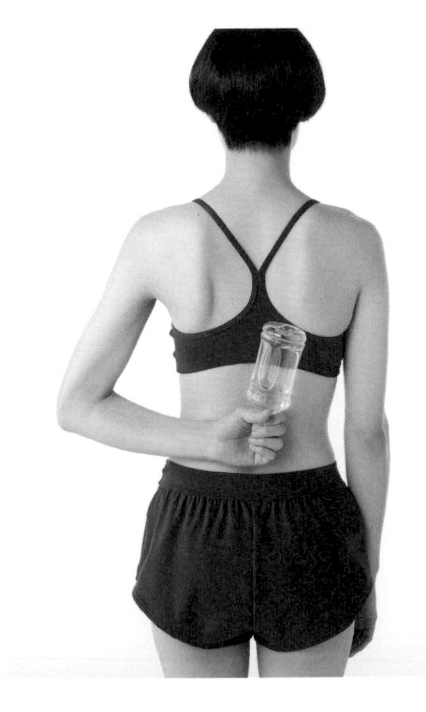

將寶特瓶縱向貼放在「膈俞・肝俞・脾俞」排成一直線處。一旦覺得灼熱，就拿開寶特瓶。反覆貼放3、4次，另一側也以同樣方式溫灸。

※請直接貼放在肌膚上。

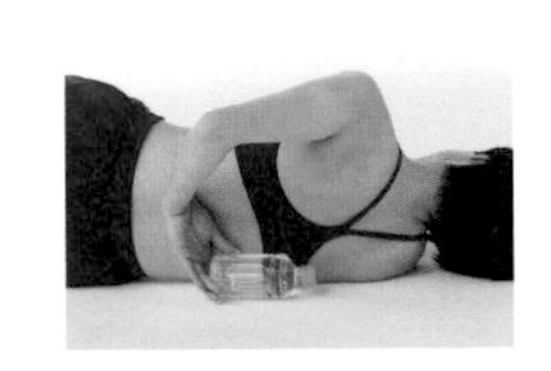

手搆不到時，也可將寶特瓶放在地板上，身體貼靠在上面。

③

中脘

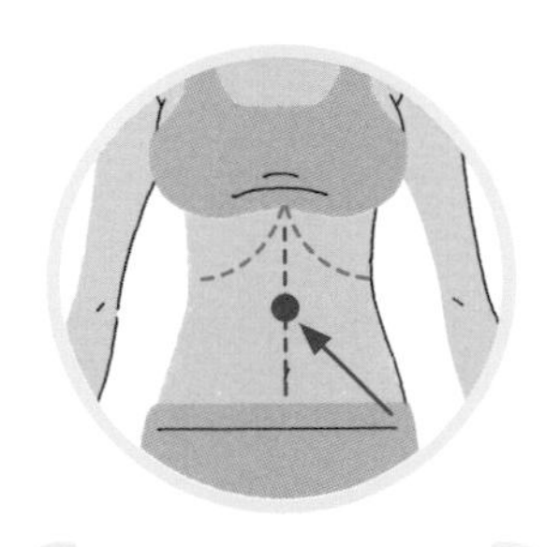

肋骨下端中心與肚臍連接線的中點

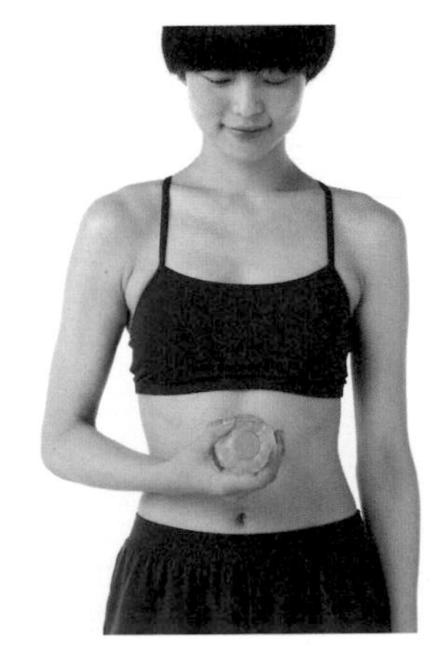

最後，將寶特瓶底部貼放在「中脘」附近。一旦覺得灼熱，就拿開寶特瓶。反覆貼放3、4次。

[消化不良] — 熱 隱

飯後覺得想吐，有可能是暴飲暴食導致胃痙攣，或是胃酸過多。要溫灸能抑制胃酸分泌過多的「泉生足」等穴位。

①

泉生足

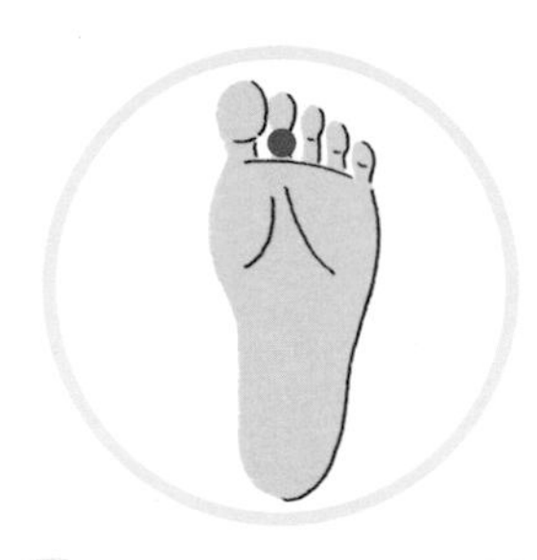

腳第二趾的第一關節與第二關節之間。

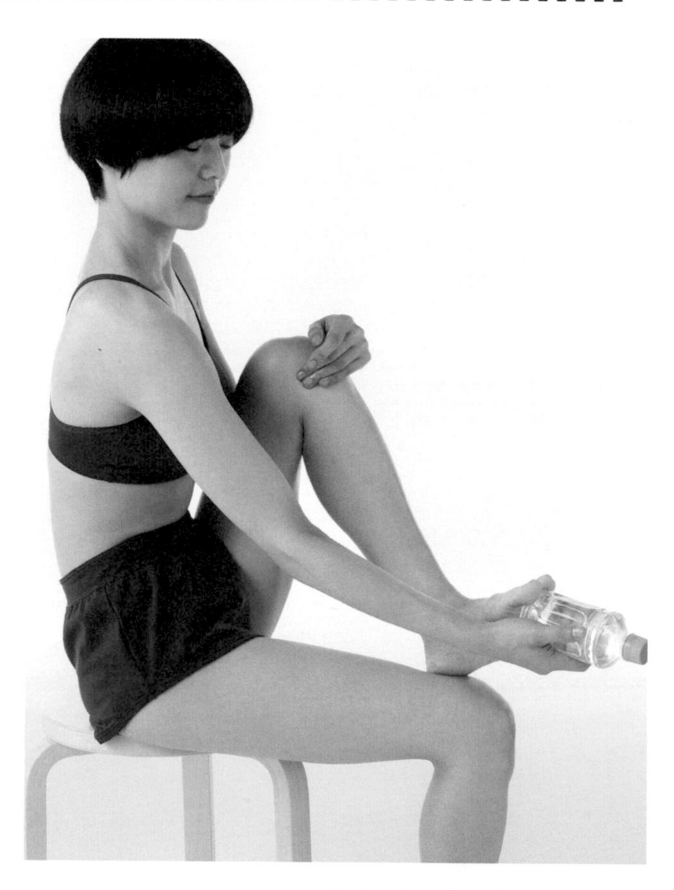

將寶特瓶底部邊緣貼放在「泉生足」附近。一旦覺得灼熱，就拿開寶特瓶。反覆貼放3、4次，另一側也以同樣方式溫灸。

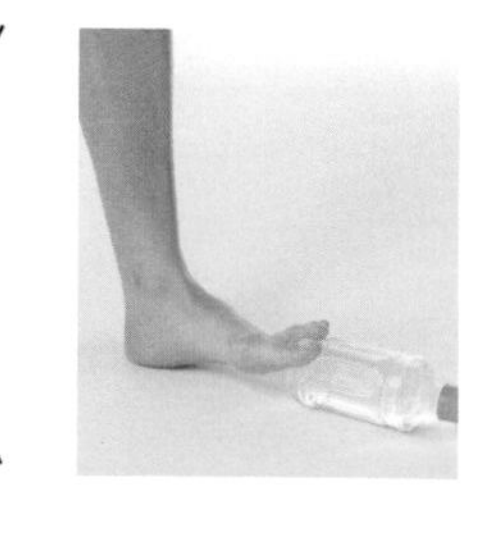

手搆不到時，也可將寶特瓶放在地板上，將腳趾壓貼在上面。

②

肩井

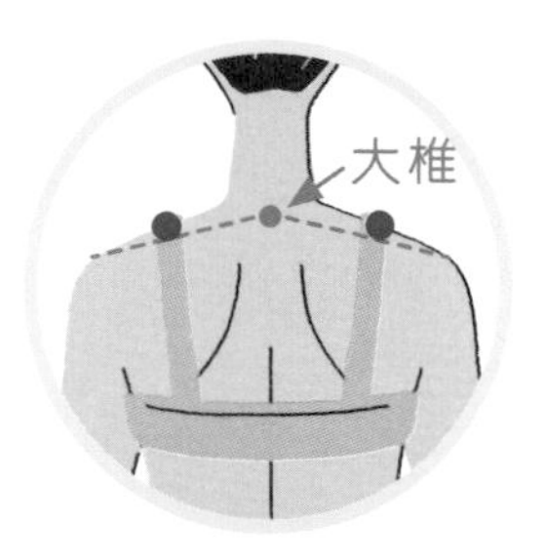

大椎（頸部朝前彎曲時，最凸出處的正下方）與肩膀尖端連接線的中點。

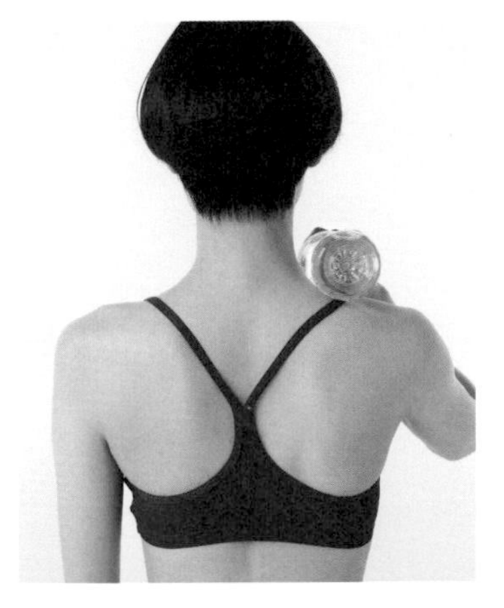

接著，將寶特瓶貼放在「肩井」附近。一旦覺得灼熱，就拿開寶特瓶。反覆貼放3、4次，另一側也以同樣方式溫灸。

※請直接貼放在肌膚上。

③

膏肓

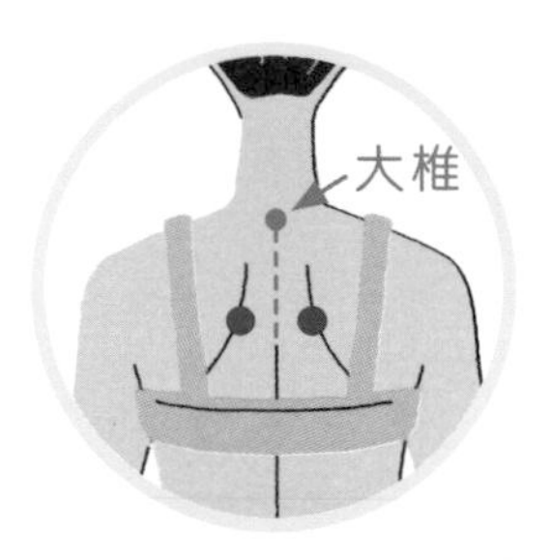

在大椎（參照②）下方的第四節脊骨下方左右，肩胛骨的內側。

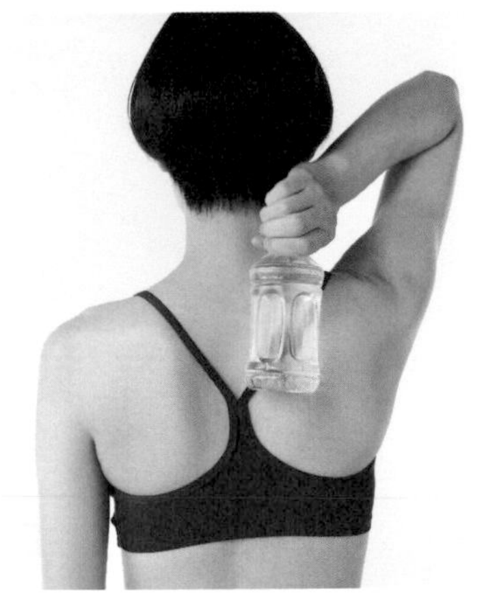

最後，將寶特瓶貼放在「膏肓」附近，一旦覺得灼熱，就拿開寶特瓶。反覆貼放3、4次，另一側也以同樣方式溫灸。

※請直接貼放在肌膚上。

[下痢] — 寒 隱

夏天除了衣服太過單薄外，吃太多寒涼食物、喝太多冰水，都會有下痢的情形。溫灸能抑制腹痛的「梁丘」、肚臍周邊及腰部穴位，就能溫暖虛寒的腹部。

①

梁丘

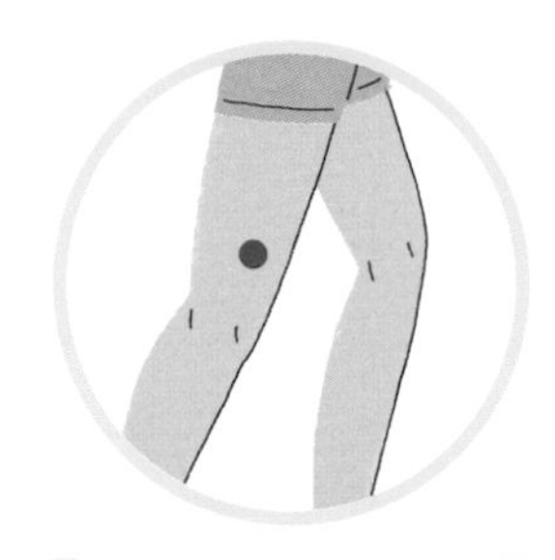

在大腿外側、膝蓋上方3指寬處。

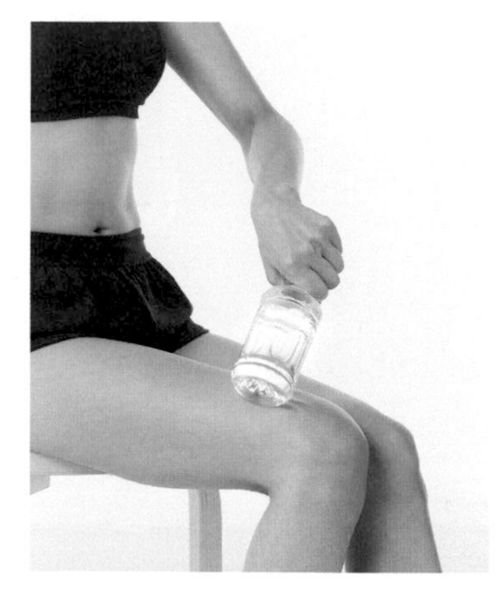

將寶特瓶貼放在「梁丘」附近，一旦覺得灼熱，就拿開寶特瓶。反覆貼放3、4次，另一側也以同樣方式溫灸。

②

肚臍周邊

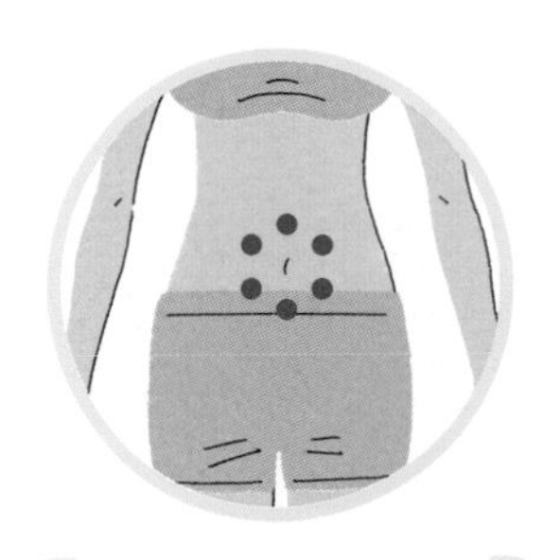

以肚臍為中心，半徑約3cm外側的6、7處。

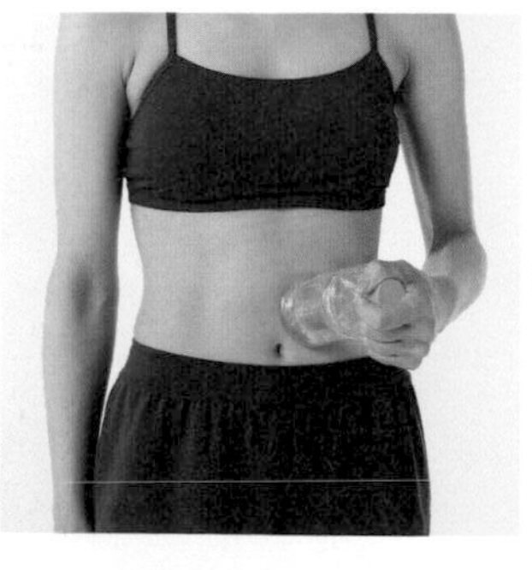

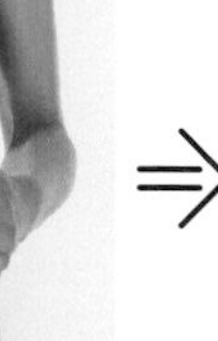

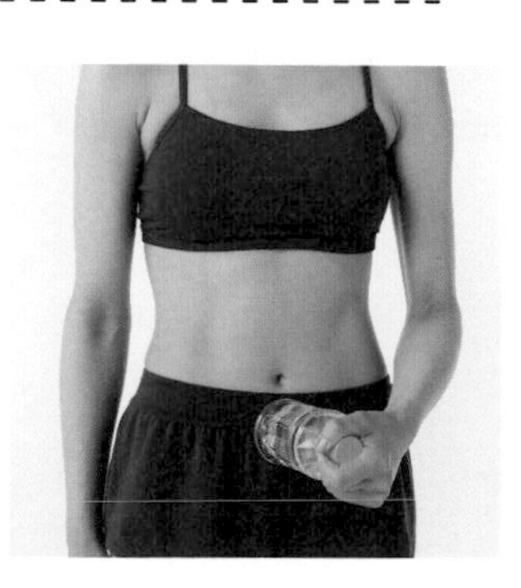

鎖定肚臍3cm的外側貼放寶特瓶，一旦覺得灼熱，就拿開寶特瓶。以肚臍為中心，像畫圓圈般，貼放6、7處。要注意避免燙傷。

※請直接貼放在肌膚上。

③

大腸俞

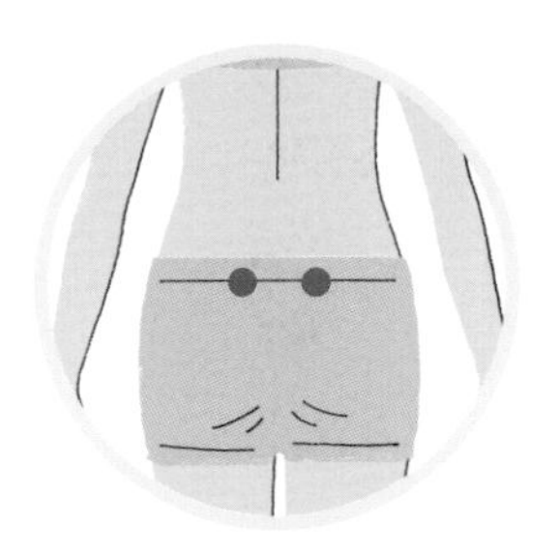

在背脊2指寬處外側、相當於腰骨的高度。

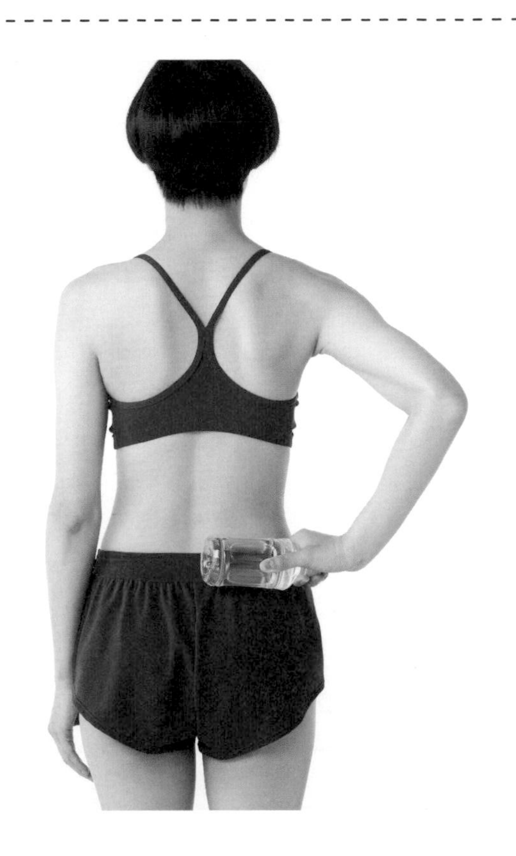

將寶特瓶貼放在「大腸俞」附近，一旦覺得灼熱，就拿開寶特瓶。反覆貼放3、4次，另一側也以同樣方式溫灸。

※請直接貼放在肌膚上。

比下痢還痛苦！夏季便秘

夏季便秘，針對熱型與虛寒型體質有不同的對策。熱型的便秘，是因為出汗過多，導致腸內水分不足。虛寒型（也包括隱型在內）的便秘則是因為身體太過寒涼，致使腸子不太蠕動。即使是虛寒造成的下痢，也比便秘來得好。以下分別介紹有效的溫灸穴位。

熱型的便秘

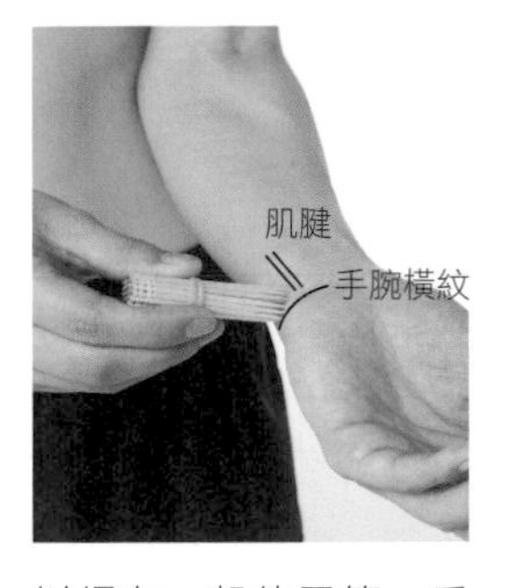

以綑在一起的牙籤，反覆輕壓、拿開，刺激「澤田流神門」（在手腕的橫紋、小拇指側的肌腱外側，比一般的「神門」穴偏外側）。

虛寒型的便秘

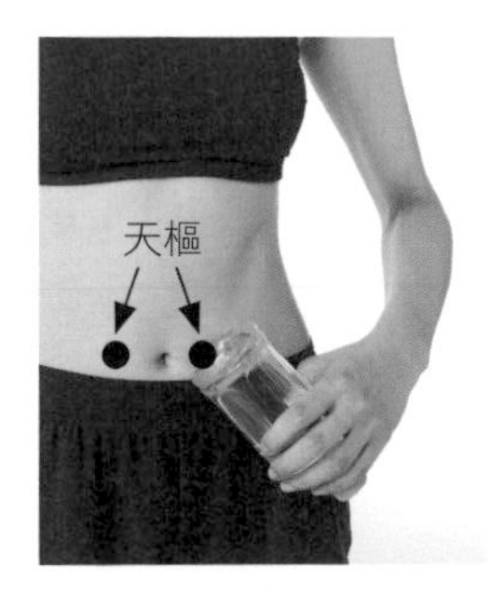

以寶特瓶於「天樞」（肚臍的左右3指寬處外側）進行溫灸。

part

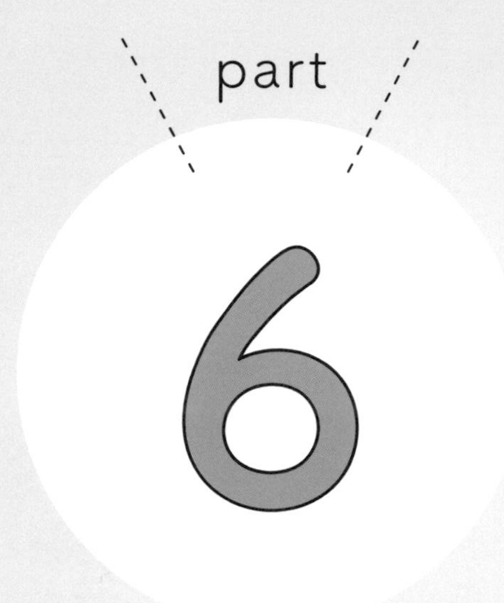

感冒的時候

夏天的感冒，本來就是「退燒後治癒」的，和冬天「暖和後治癒」的感冒不同。不過，近年因為冷氣太強的關係，罹患和冬天同類型感冒的人在增加中。雖然天氣熱，身體卻暖和不起來，這樣的感冒，利用寶特瓶溫灸術對應是最棒的。即使無法穿得暖和，也能擊退感冒。

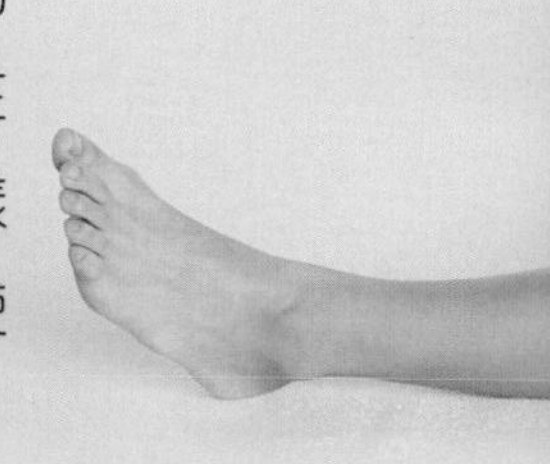

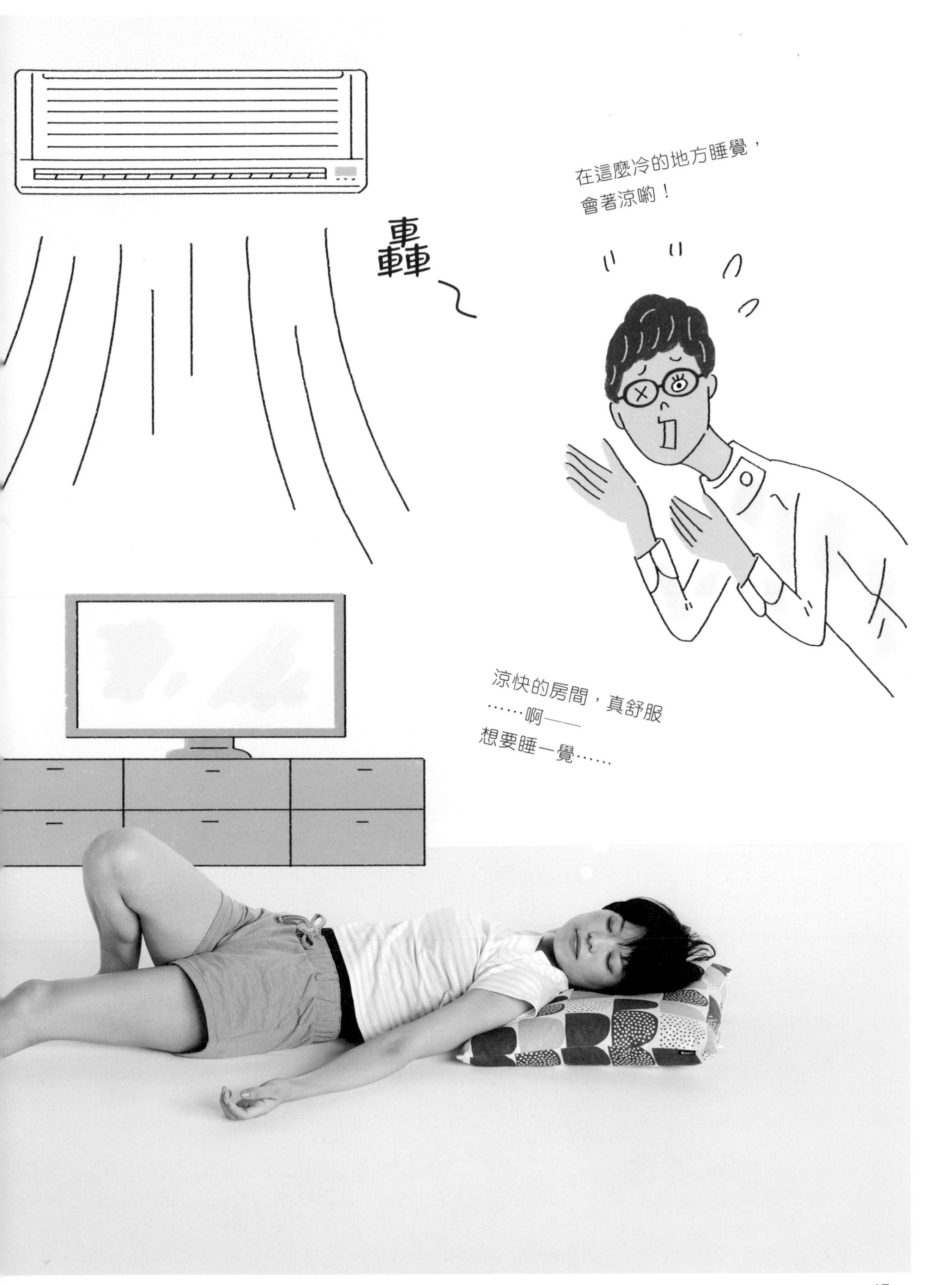
在這麼冷的地方睡覺，
會著涼喲！
轟～
涼快的房間，真舒服
……啊——
想要睡一覺……

〔 剛開始的感冒 〕

感冒剛開始時的因應很重要。在覺得「是不是感冒了呢？」時，緊急對策就是先買瓶熱的寶特瓶飲料，貼放在穴位上。即使只有溫灸「大椎」穴，也能實際感受到效果。

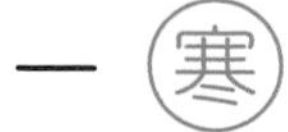

孔最

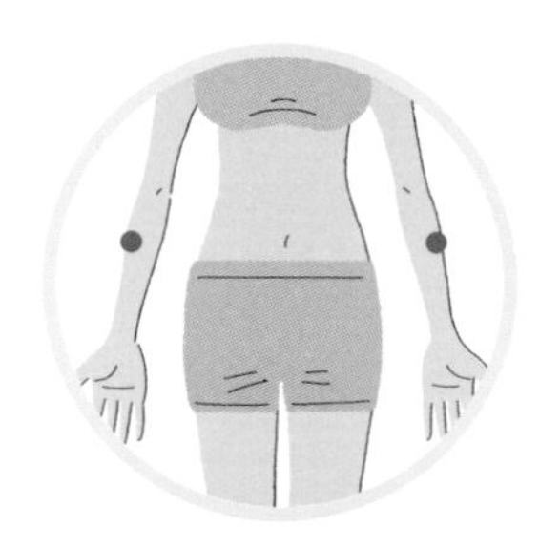

在肘關節內側與測量脈博處的中點附近，按壓會有痛感的地方。

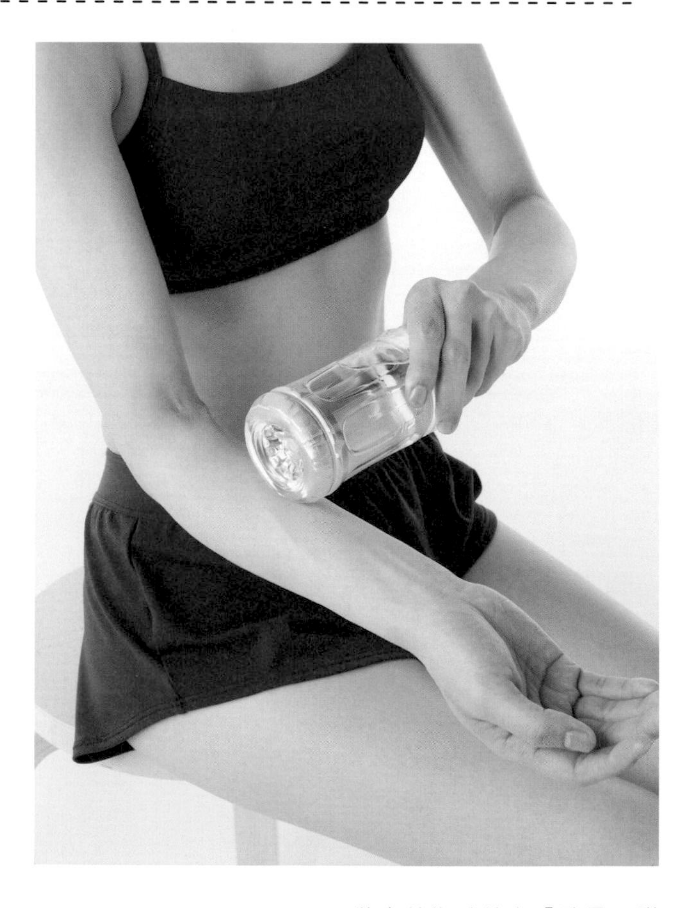

將寶特瓶貼放在「孔最」附近，一旦覺得灼熱，就拿開寶特瓶。反覆貼放3、4次，另一側也以同樣方式溫灸。

② 大椎

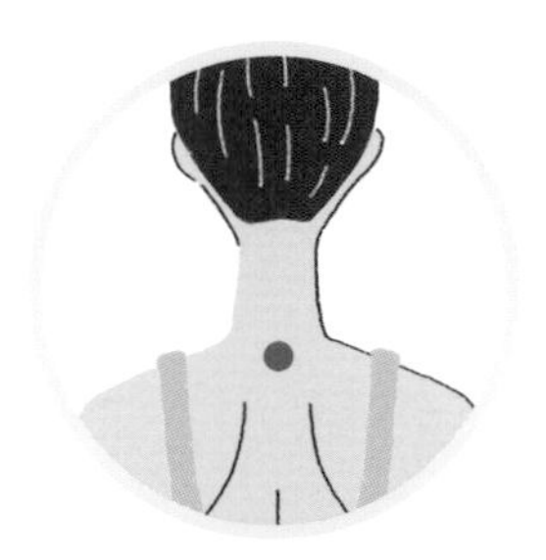

頸部朝前彎曲時，最凸出處下方的凹陷處。

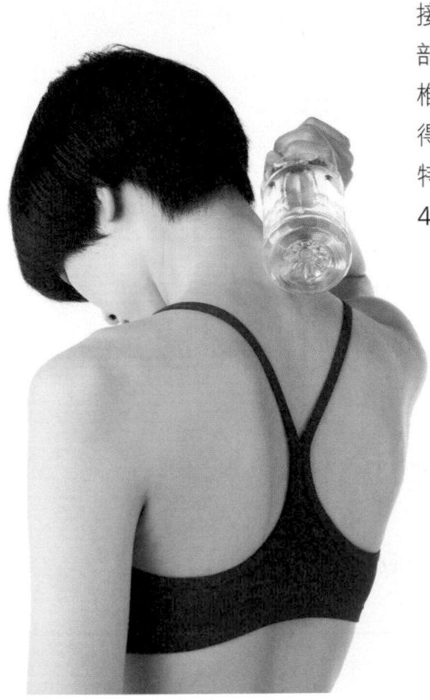

接著，將寶特瓶底部邊緣貼放在「大椎」附近，一旦覺得灼熱，就拿開寶特瓶。反覆貼放3、4次。

③ 肩中俞

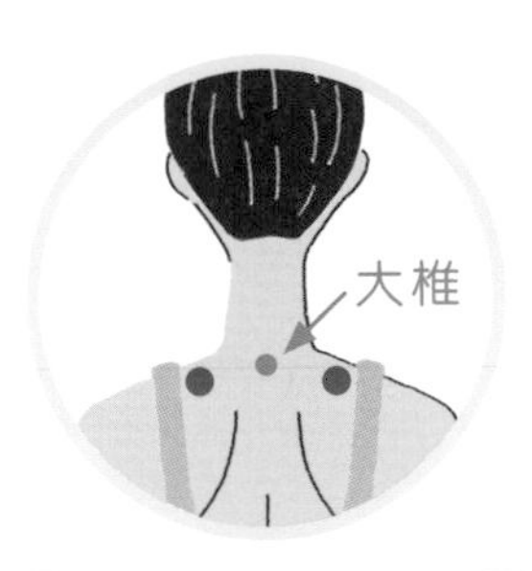

在大椎的3指寬處外側。

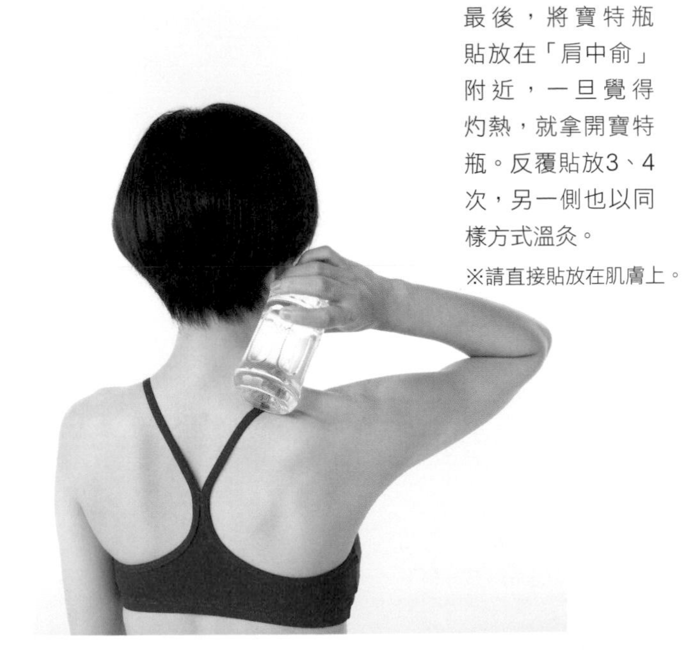

最後，將寶特瓶貼放在「肩中俞」附近，一旦覺得灼熱，就拿開寶特瓶。反覆貼放3、4次，另一側也以同樣方式溫灸。

※請直接貼放在肌膚上。

［ 喉嚨痛 ］—㊊

感冒也有各種症狀，但熱型的人多半會有的特徵是喉嚨痛。這時就一起溫灸對感冒有效的代表穴位「大椎」，及對喉嚨有效的「大都」、「臂臑」。

①

大都

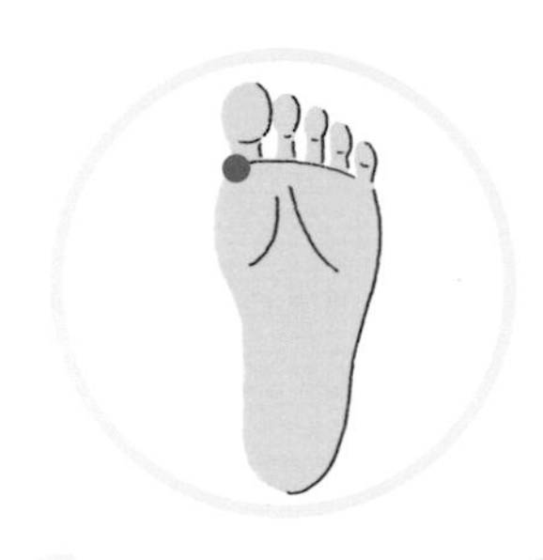

腳姆趾根部的橫紋處。

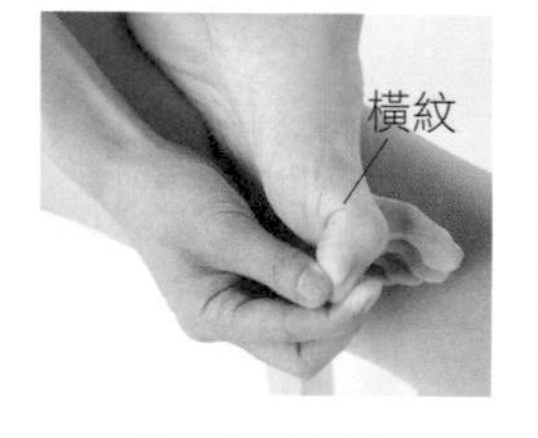

只要將腳拇趾彎曲，就能清楚看見橫紋。

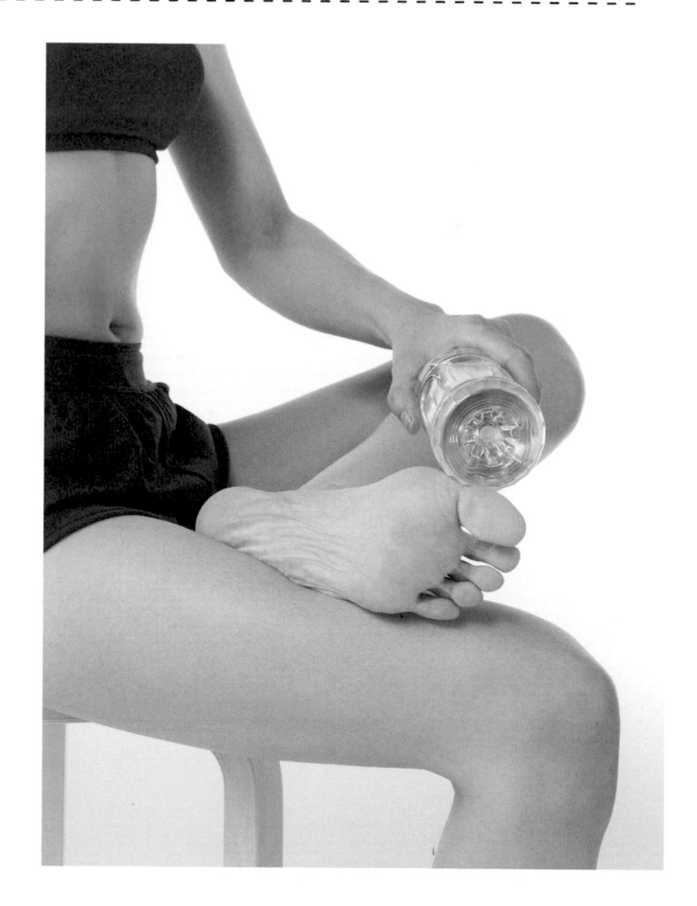

將寶特瓶底部邊緣貼放在「大都」附近，一旦覺得灼熱，就拿開寶特瓶。反覆貼放3、4次，另一側也以同樣方式溫灸。

② 大椎

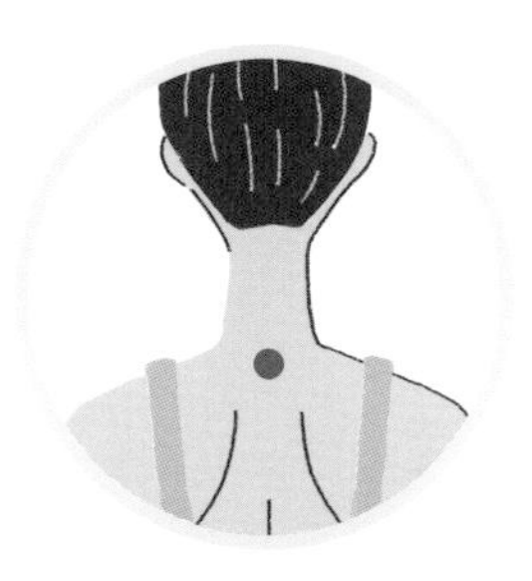

頸部朝前彎曲時，
最凸出處下方的凹
陷處。

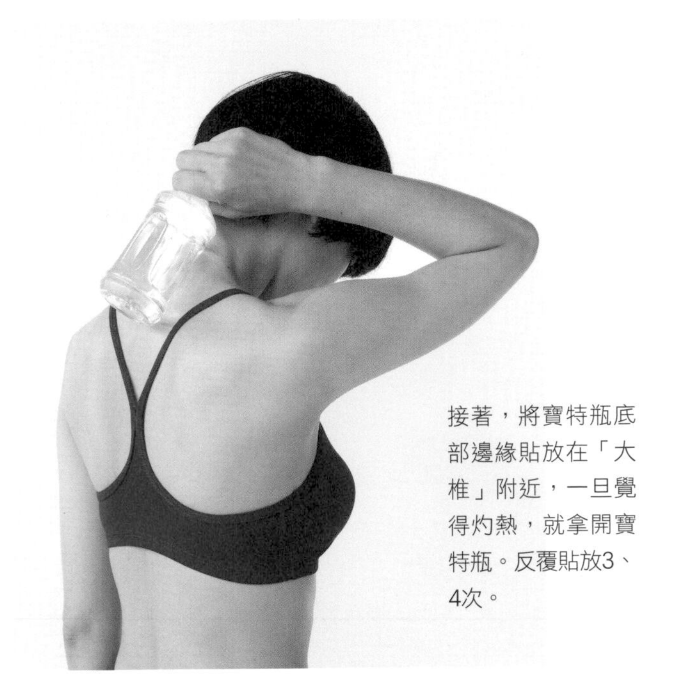

接著，將寶特瓶底部邊緣貼放在「大椎」附近，一旦覺得灼熱，就拿開寶特瓶。反覆貼放3、4次。

③ 臂臑

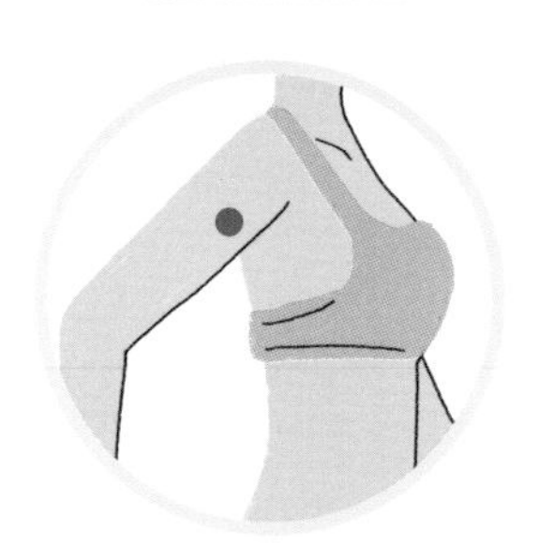

在手臂前側骨凸出處4指寬處下方。

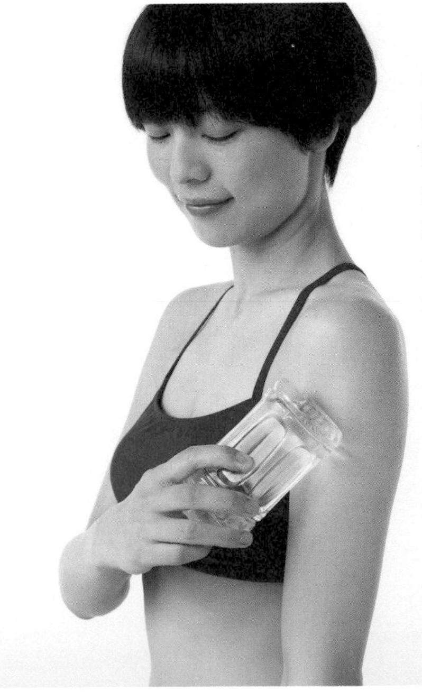

最後，將寶特瓶貼放在「臂臑」附近，一旦覺得灼熱，就拿開寶特瓶。反覆貼放3、4次，另一側也以同樣方式溫灸。

〔 咳嗽 〕─ 寒 熱 隱

咳嗽時，首先要溫灸用於治哮喘的「定喘」。
還要刺激上臂二頭肌與「雲門・中府」等通達
肺部經絡的穴位。依順序溫灸逼出寒氣。

①

定喘

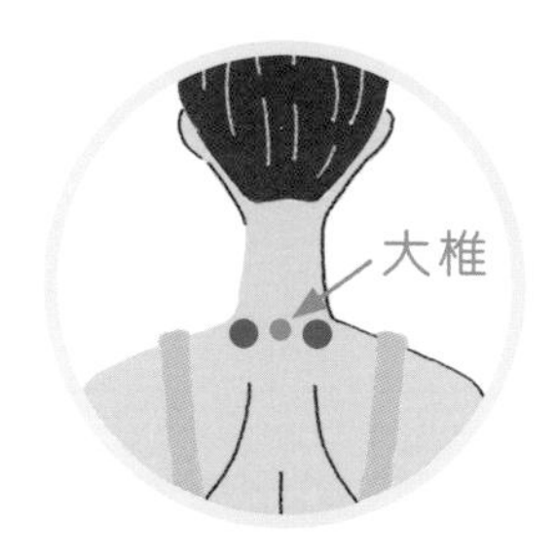

在大椎（頸部朝前彎曲時，最凸出處的正下方）的1指寬處外側。

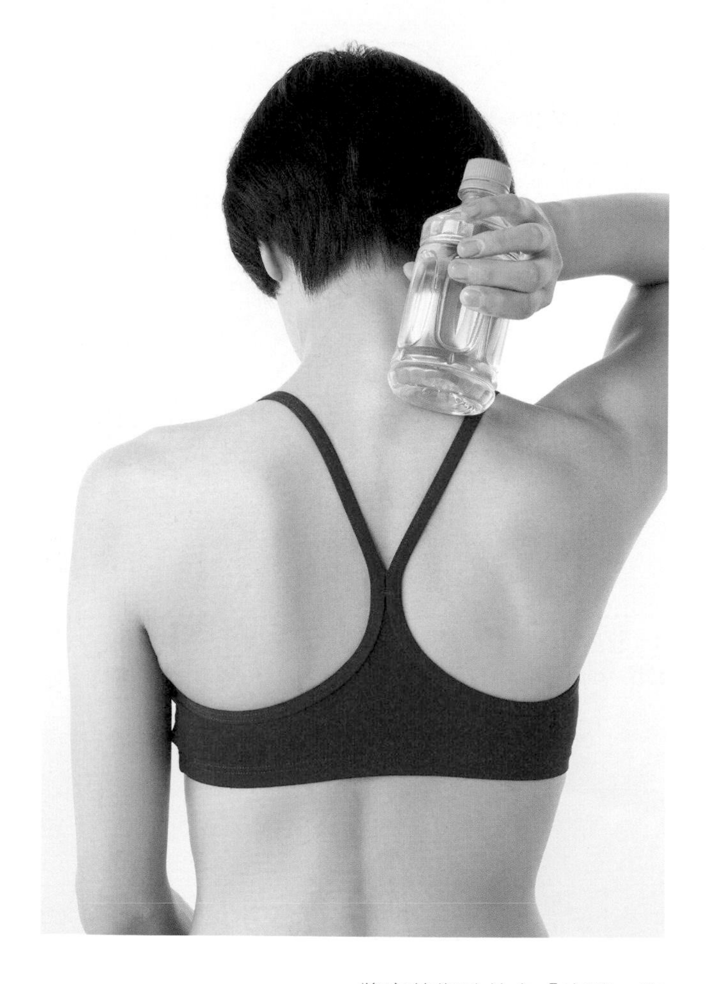

將寶特瓶貼放在「定喘」附近，一旦覺得灼熱，就拿開寶特瓶。反覆貼放3、4次，另一側也以同樣方式溫灸。

② 上臂二頭肌

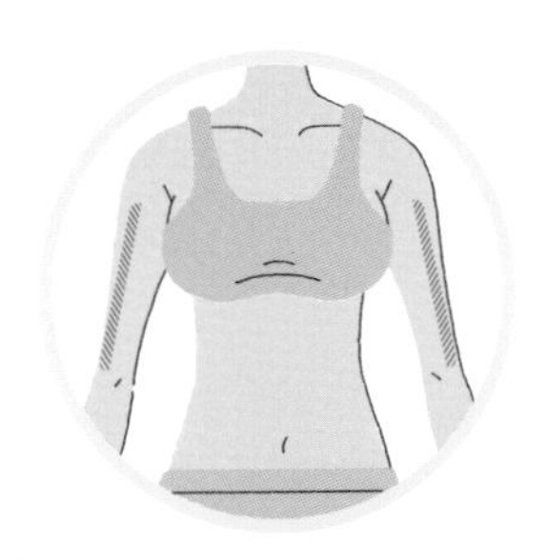

灸遍上臂二頭肌的外側。

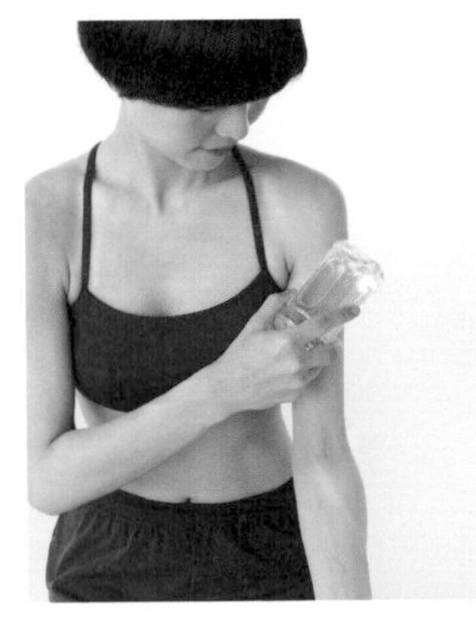

將寶特瓶從手臂根部附近慢慢往下貼放，灸遍整個上臂二頭肌的外側。一旦覺得灼熱，就拿開寶特瓶。

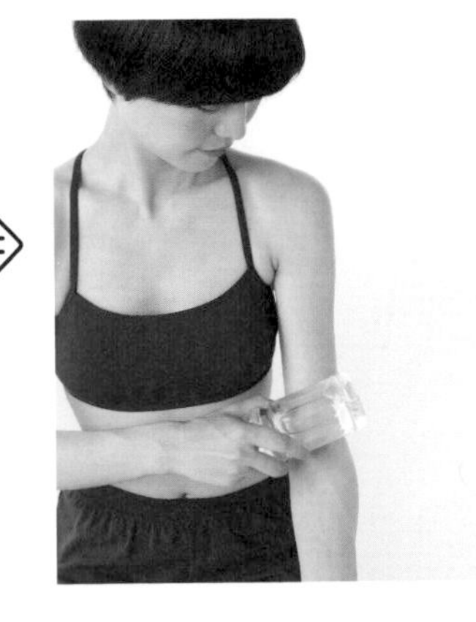

溫灸到肘關節附近停下來。另一側也以同樣方式溫灸。

③ 雲門 中府

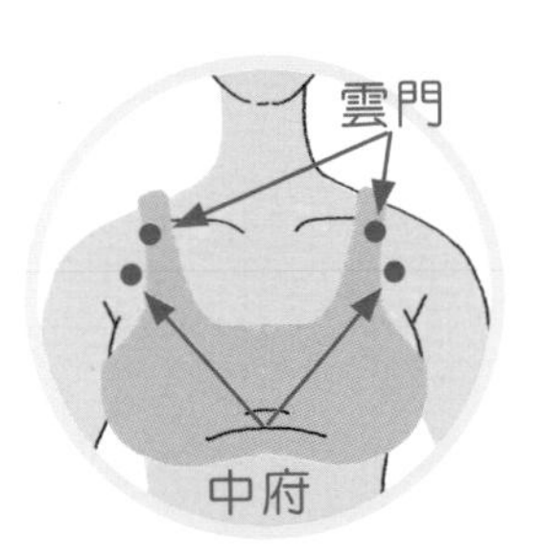

中府在鎖骨邊緣下、骨凸出處1指寬處下方。雲門在肩膀往前拱時、鎖骨正下方的凹陷處。

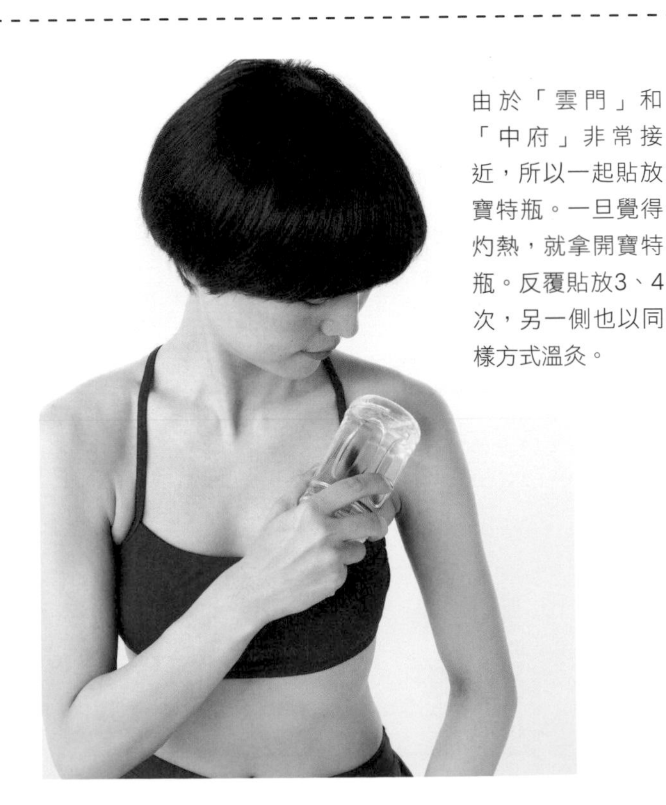

由於「雲門」和「中府」非常接近，所以一起貼放寶特瓶。一旦覺得灼熱，就拿開寶特瓶。反覆貼放3、4次，另一側也以同樣方式溫灸。

〔流鼻水〕－寒 熱 隱

想止住鼻水時，只要溫灸「上星」，溫灸單個穴位就能顯現效果，非常方便。不只是感冒，對花粉症、鼻炎等造成的流鼻水也有效。

上星

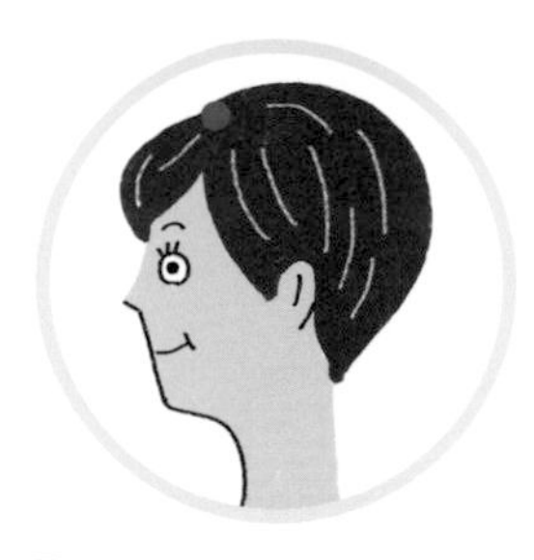

額頭中央、髮際的稍上方。

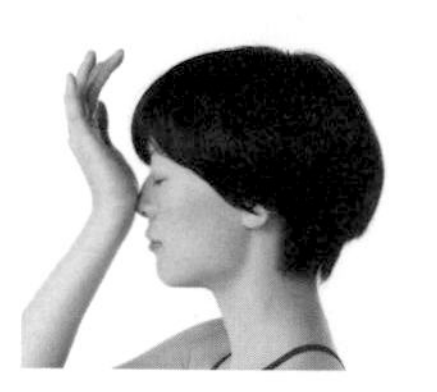

將手掌根部靠著鼻頭，中指關節彎曲時，指尖剛好可碰觸到的地方。

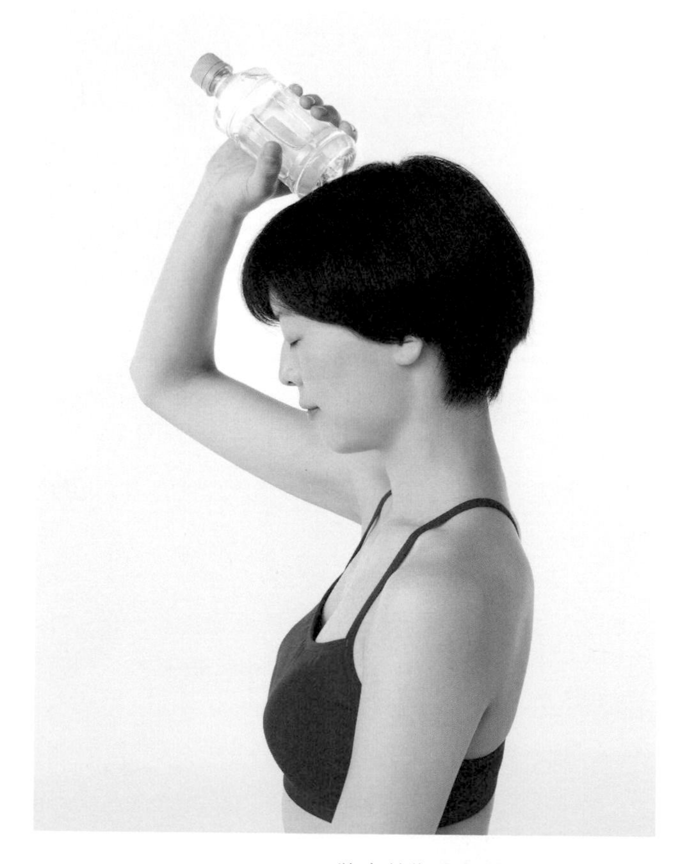

將寶特瓶底部邊緣貼放在「上星」附近，一旦覺得灼熱，就拿開寶特瓶。反覆貼放3、4次。

〔 腸胃型感冒 〕— 寒 

因感冒而拉肚子、有點想吐的時候，就要溫灸「裏內庭」。很多時候只要溫灸這一處穴位就能有效減輕症狀。

裏內庭

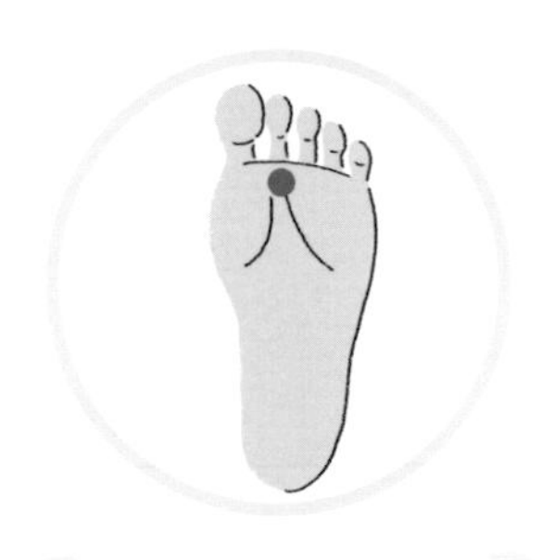

腳底、第二根腳趾根部下方。

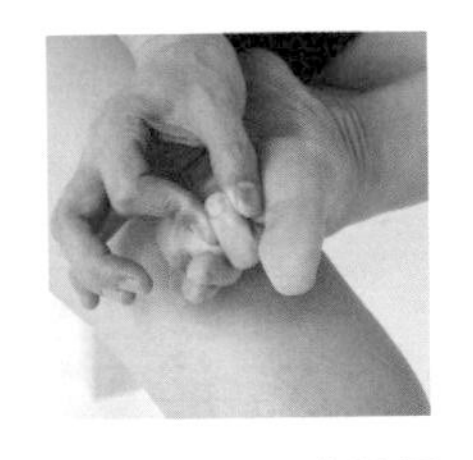

將第二根腳趾從根部彎曲，趾頭剛好能碰觸到的地方。

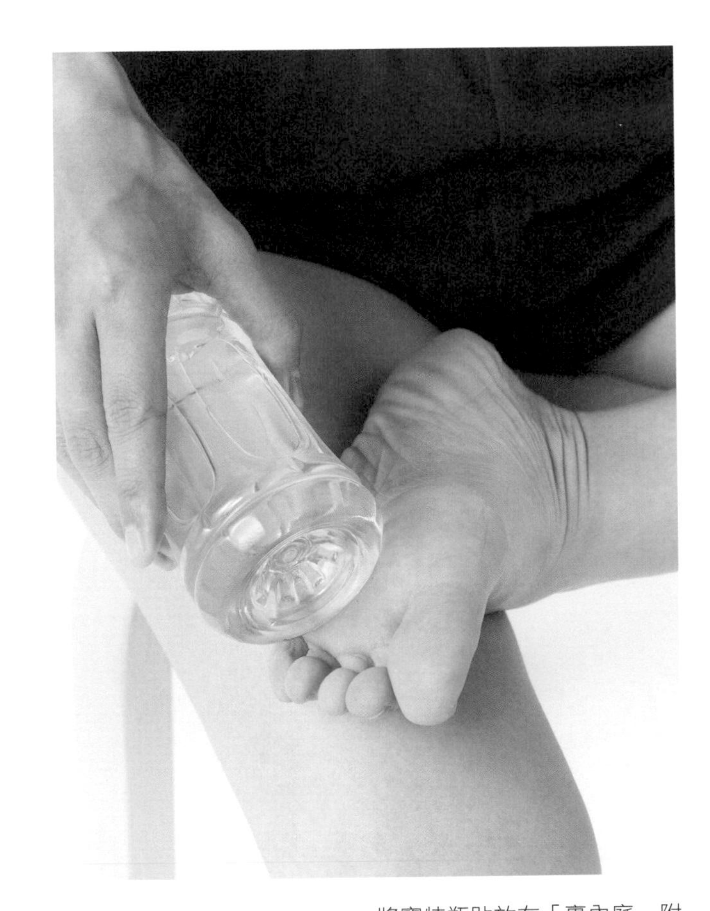

將寶特瓶貼放在「裏內庭」附近，一旦覺得灼熱，就拿開寶特瓶。反覆貼放3、4次，另一側也以同樣方式溫灸。

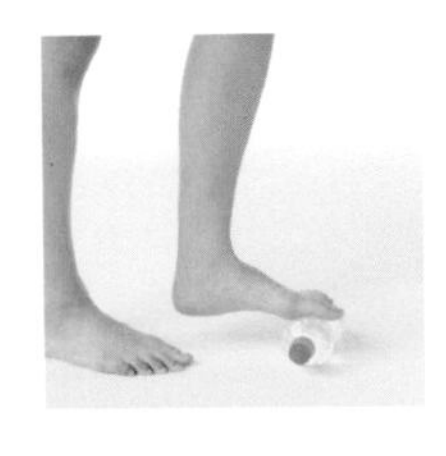

手難以搆到時，也可將寶特瓶放在地板上，腳輕踏在上面。

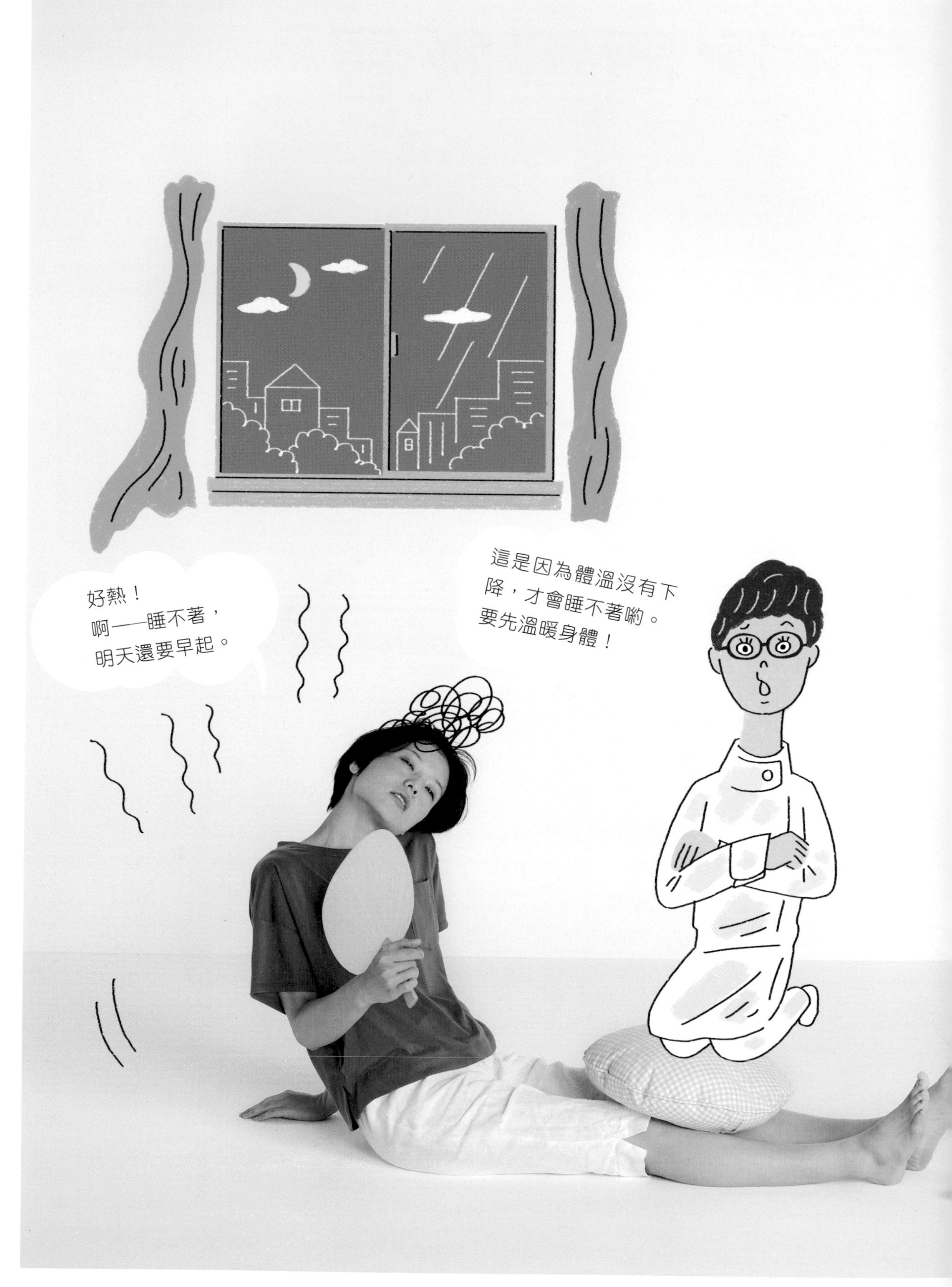
好熱！
啊——睡不著，
明天還要早起。
這是因為體溫沒有下
降，才會睡不著喲。
要先溫暖身體！

part

7

改善睡眠品質

人在體溫下降時就能入睡，所以睡前使身體先暖和起來很重要。儘管熱得要命，但拼命想讓身體變涼，體溫反而會上升。因此，要在就寢前進行寶特瓶溫灸。即使是天氣很熱的夜晚，讓身體無負擔地溫暖起來，會更容易入睡。

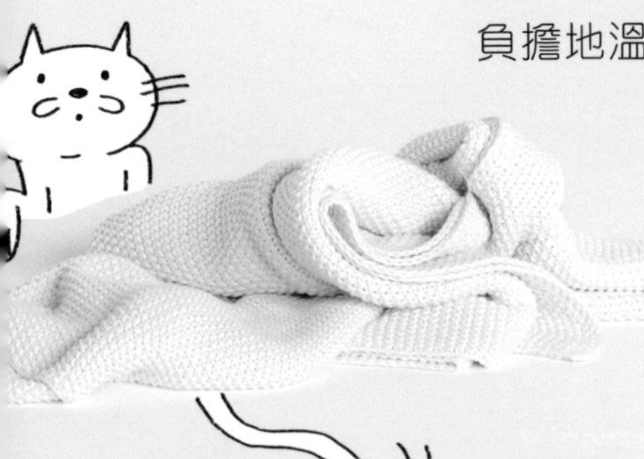

〔睡不著時〕—㊅寒㊅隱

要睡得香甜，基本原則就是「頭寒足熱」。但夏天光著腳，讓腳曝露在沉降於地面的冷空氣下，就會徹底受寒。因此要溫灸「湧泉」、「失眠」促進腳部的血液循環，就容易入睡。

①

湧泉

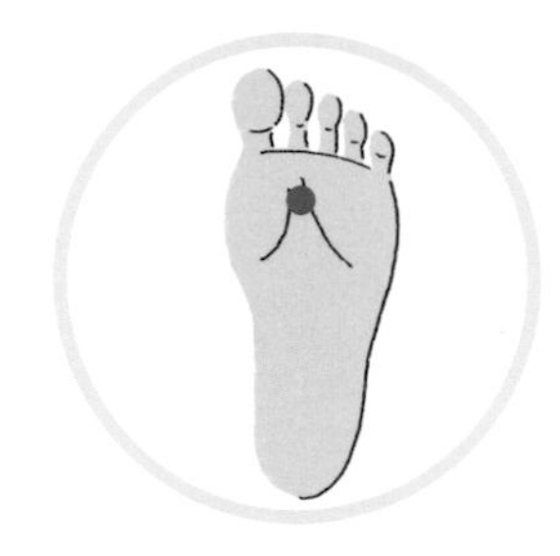

腳趾收攏時，凹陷處最深的地方。

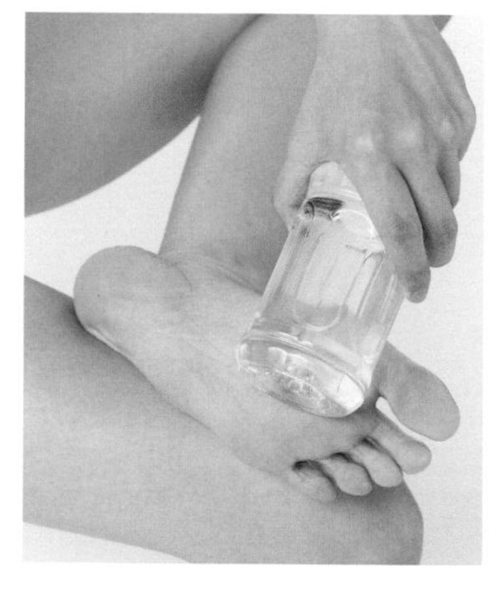

將寶特瓶底部邊緣貼放在「湧泉」附近。一旦覺得灼熱，就拿開寶特瓶。反覆貼放3、4次，另一側也以同樣方式溫灸。

②

失眠

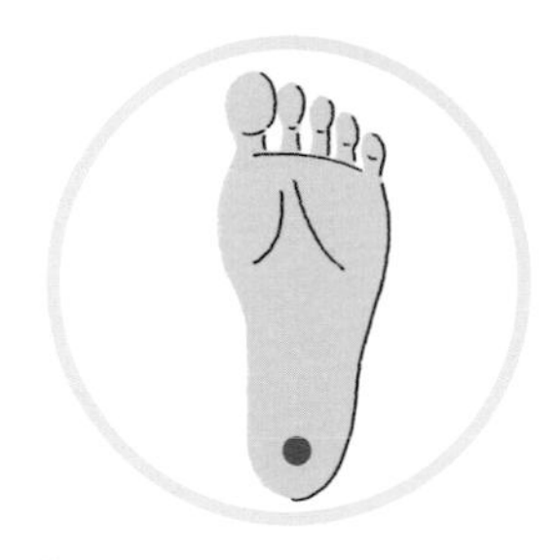

腳後跟中心。

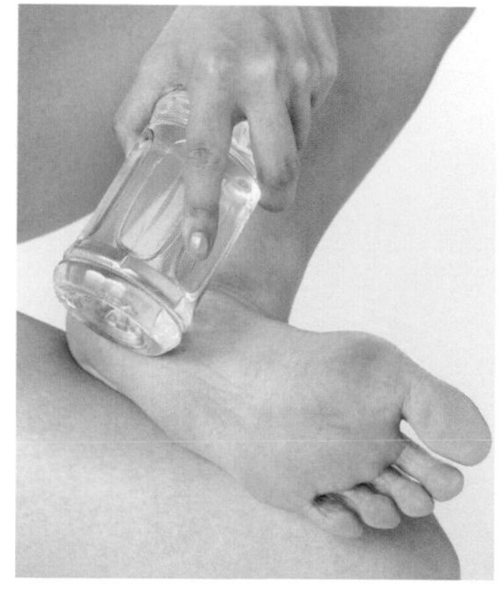

接著，將寶特瓶貼放在「失眠」附近。一旦覺得灼熱，就拿開寶特瓶。反覆貼放3、4次，另一側也以同樣方式溫灸。

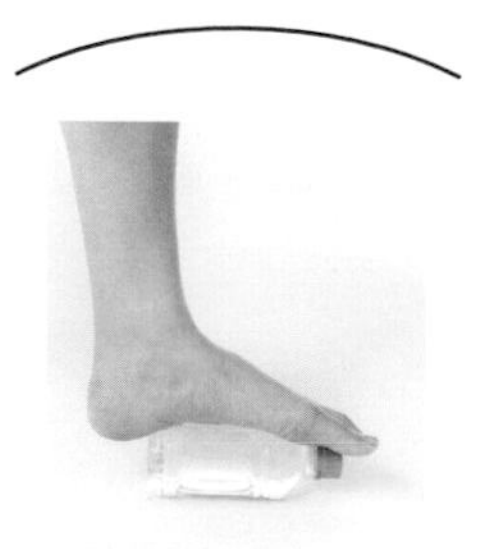

也可將寶特瓶放在地板上，腳踩踏在上面，一次溫灸2個穴位。

神經亢奮時 — 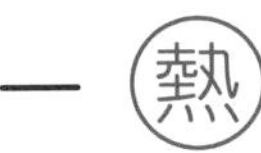 

因思緒過多而頭腦發脹、眼睛陣陣刺痛……這時，就要刺激能穩定亢奮神經的穴位。最後，將血液送往腳下，使頭腦冷靜下來。

① 肩胛骨之間

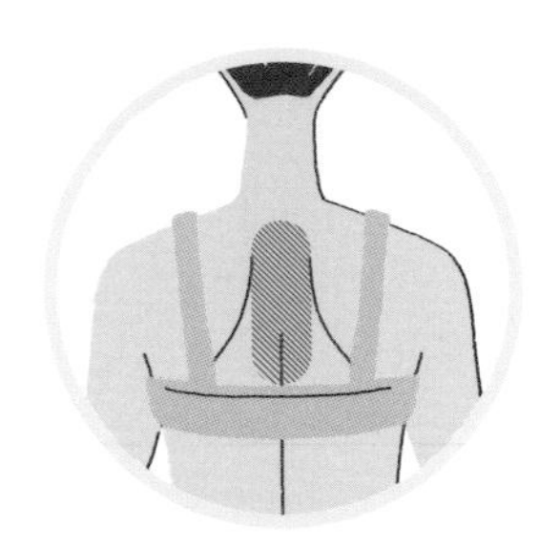

肩胛骨之間一帶。

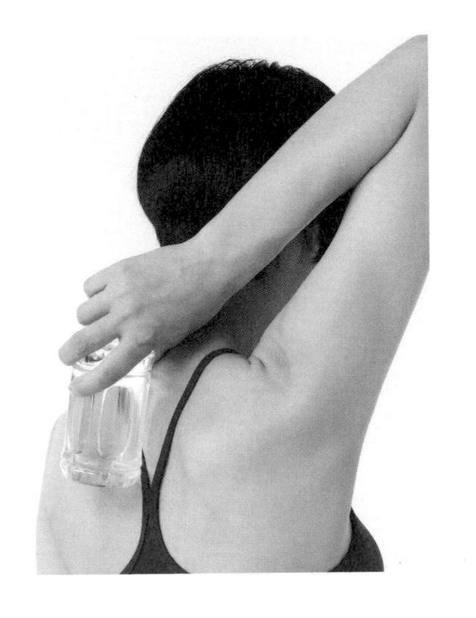

以寶特瓶碰碰拍打溫灸肩胛骨之間。要灸遍手搆得到的範圍。

※請直接貼放在肌膚上。

② 肚臍

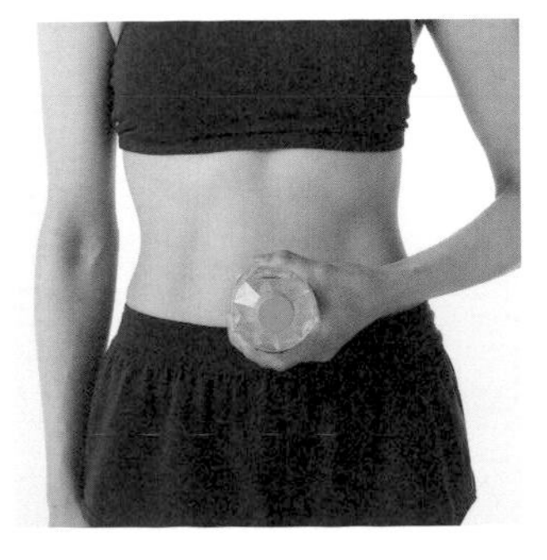

接著，將寶特瓶底部貼放在「肚臍」上，一旦覺得灼熱，就拿開寶特瓶。反覆貼放3、4次。由於是容易燙傷部位，要注意。

③ 失眠

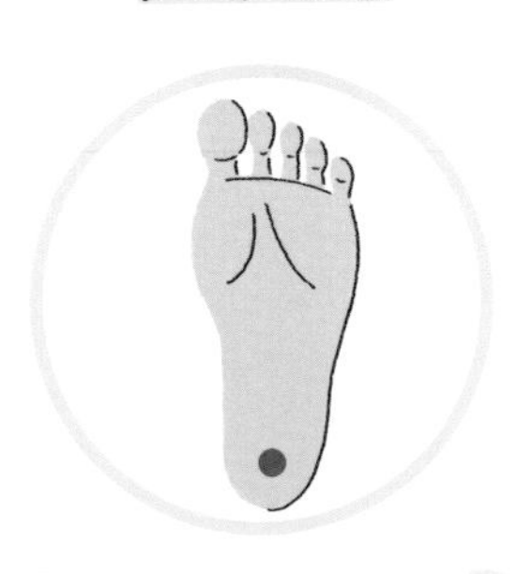

腳後跟中心。

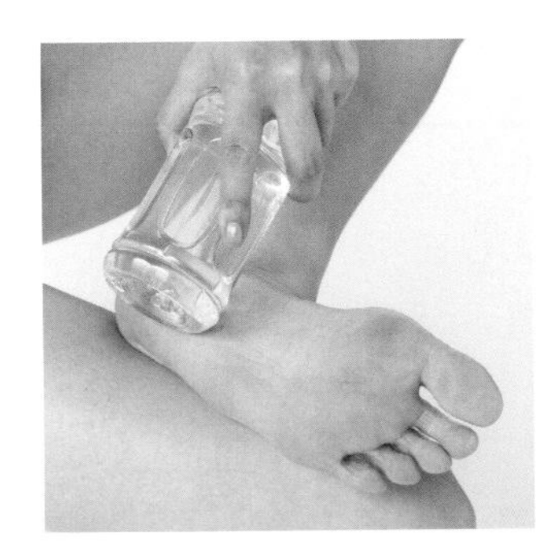

最後，將寶特瓶貼放在「失眠」附近。一旦覺得灼熱，就拿開寶特瓶。反覆貼放3、4次，另一側也以同樣方式溫灸。

半夜起床上廁所 — 寒 隱

睡前沒有喝太多水，但半夜還是會起來上廁所，這是因為白天常待在冷氣房裡，致使身體太過寒涼。要溫灸能抑制頻尿的「懸鐘」、有助於膀胱炎的「中極」，以及能溫暖下半身的穴位。

①

懸鐘

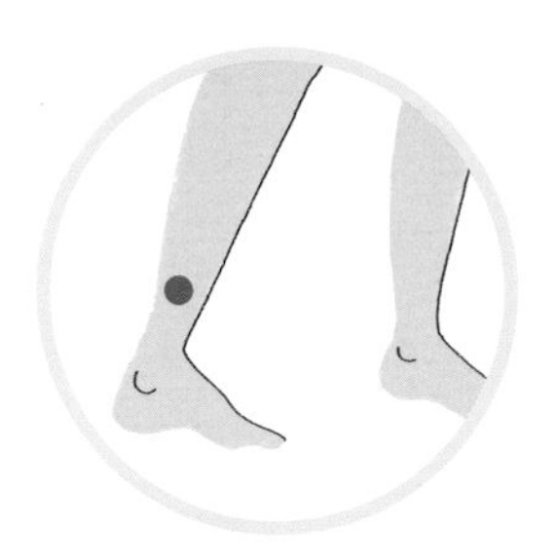

在腳踝外側4指寬處上方。

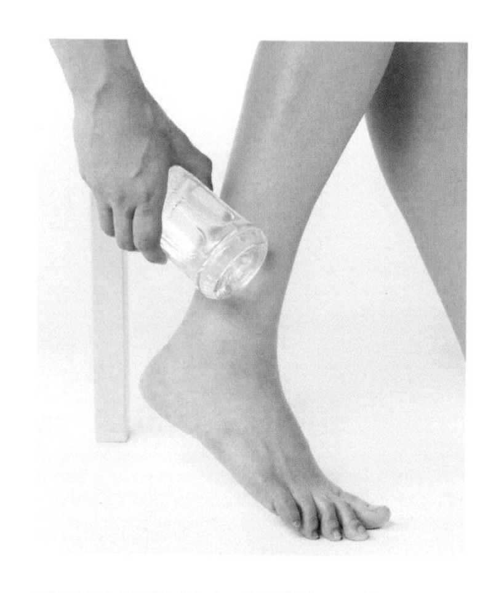

將寶特瓶貼放在「懸鐘」附近。一旦覺得灼熱，就拿開寶特瓶。反覆貼放3、4次，另一側也以同樣方式溫灸。

②

三陰交

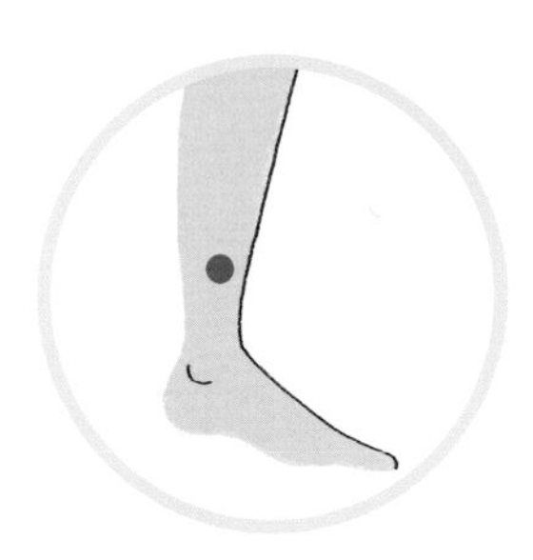

在腳踝內側4指寬處上方。

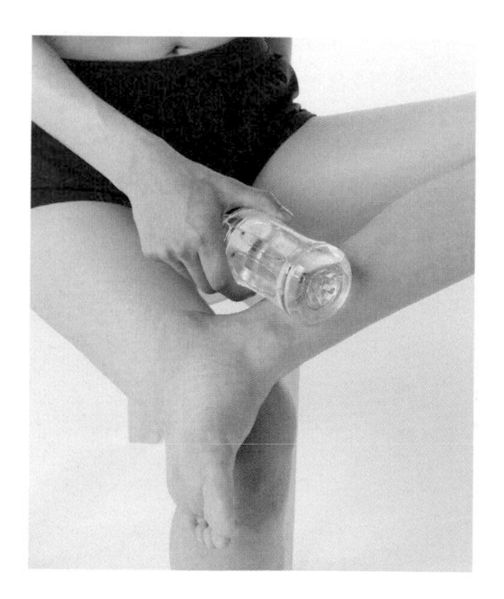

接著，將寶特瓶貼放在「三陰交」附近。一旦覺得灼熱，就拿開寶特瓶。反覆貼放3、4次，另一側也以同樣方式溫灸。

③

中極

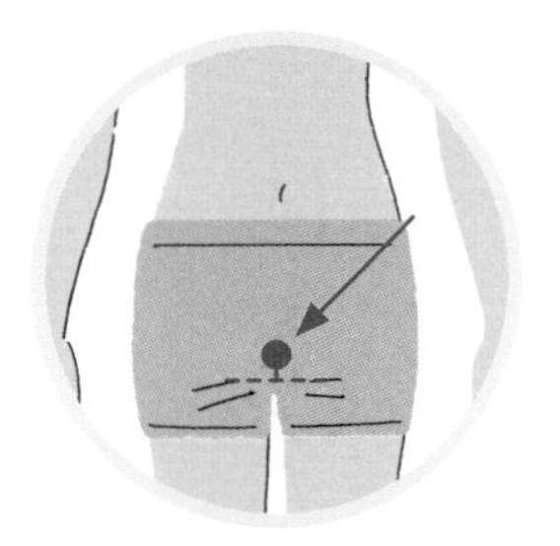

在恥骨聯合（髖骨的底部）1根拇指寬處上方。

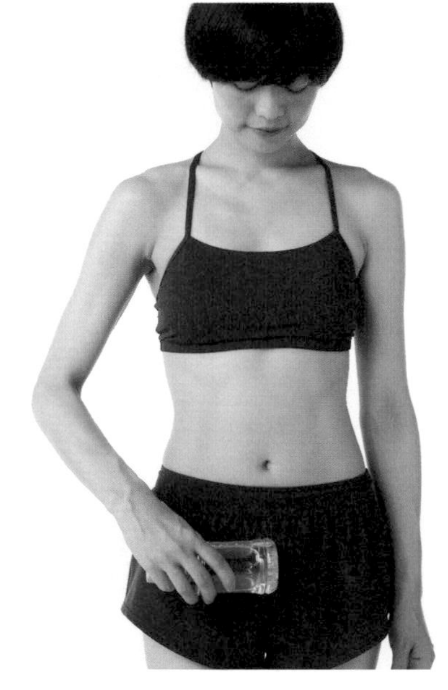

將寶特瓶貼放在「中極」附近。一旦覺得灼熱，就拿開寶特瓶。反覆貼放3、4次。由於是容易燙傷部位，要注意。

※請直接貼放在肌膚上。

腎俞

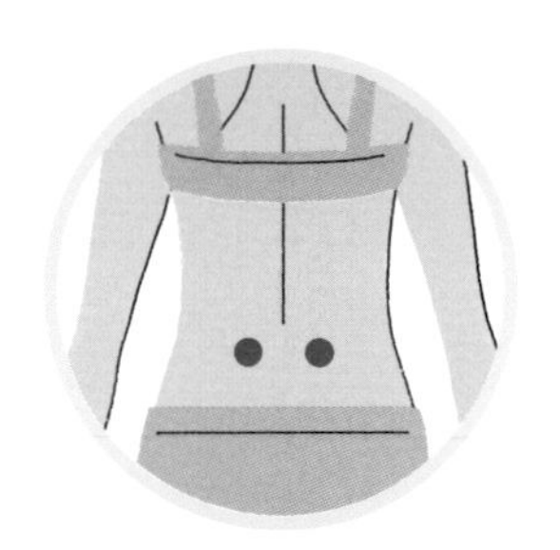

在背脊左右2指寬處外側，相當肘關節的高度。

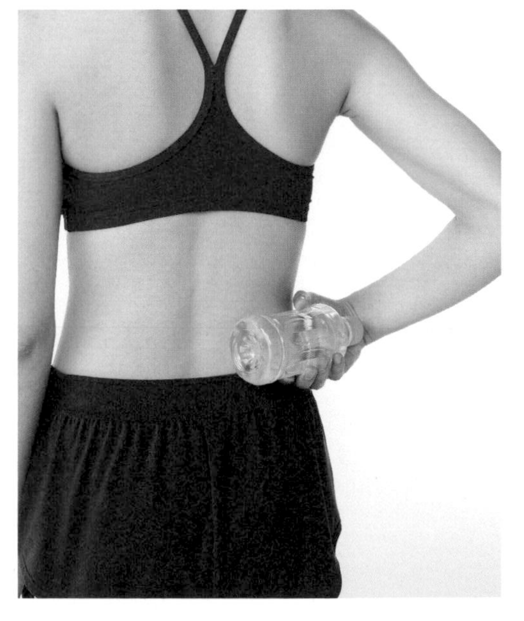

最後，將寶特瓶貼放在「腎俞」附近，一旦覺得灼熱，就拿開寶特瓶。反覆貼放3、4次，另一側也以同樣方式溫灸。

想要醒來時神清氣爽

— 寒 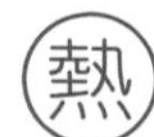

東方醫學認為，體內的「氣」在睡眠期間暢行全身後，就能獲得充分休息。若是氣的循環停滯在某處，就無法放輕鬆，睡醒時就不覺得神清氣爽。溫灸有助於解除「氣滯」的穴位，便能神清氣爽地醒來。

①

膈俞

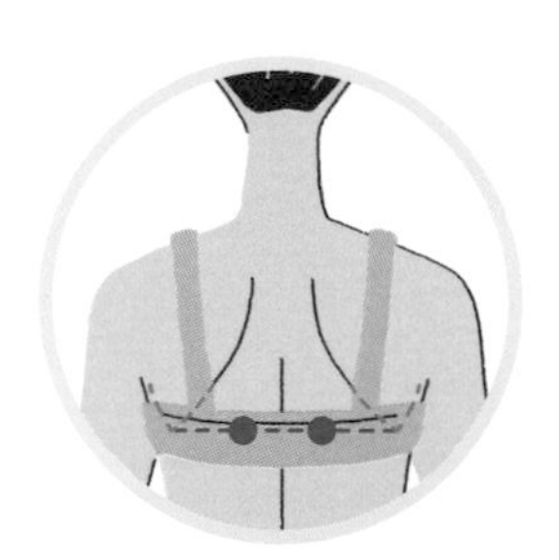

在肩胛骨下端的連接線上、背脊左右2指寬處外側。

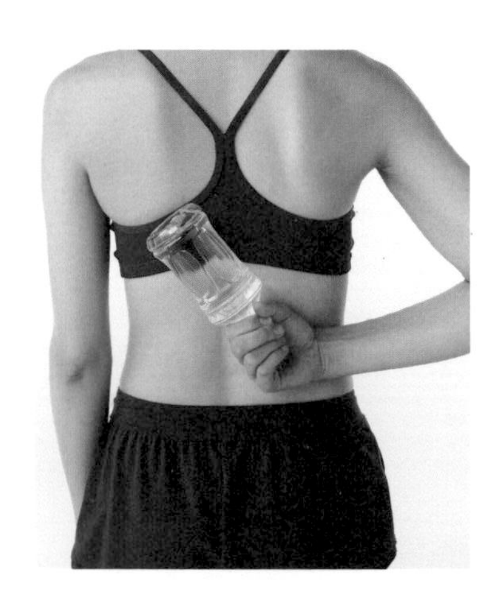

將寶特瓶貼放在「膈俞」附近，一旦覺得灼熱，就拿開寶特瓶。反覆貼放3、4次，另一側也以同樣方式溫灸。也可將寶特瓶橫放地板上，人躺在上面。（參照p.20）

※請直接貼放在肌膚上。

②

膏肓

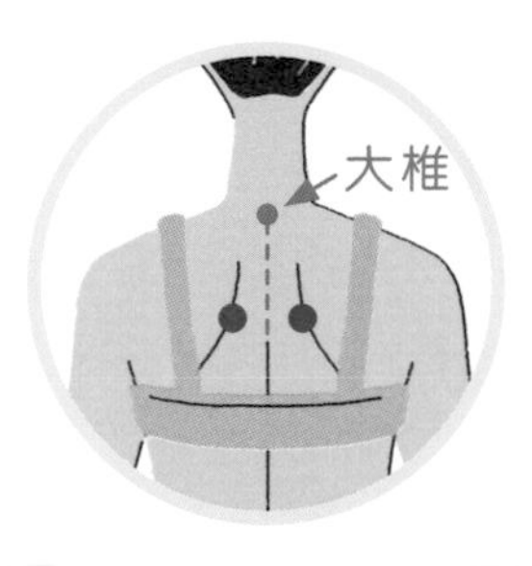

在大椎（參照p.51）下方的第四節脊骨下方左右、肩胛骨的內側。

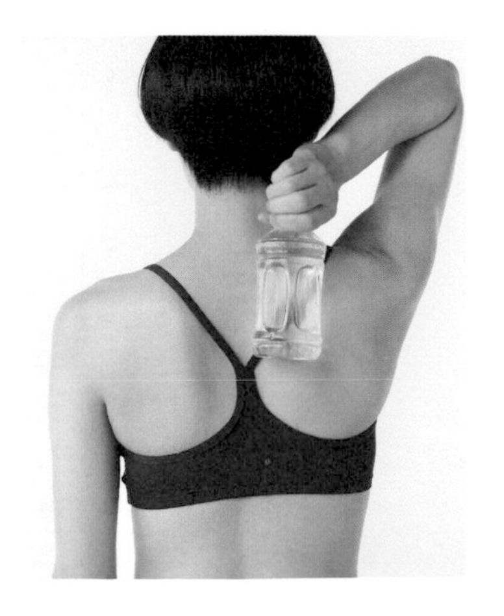

接著，將寶特瓶貼放在「膏肓」附近，一旦覺得灼熱，就拿開寶特瓶。反覆貼放3、4次，另一側也以同樣方式溫灸。

※請直接貼放在肌膚上。

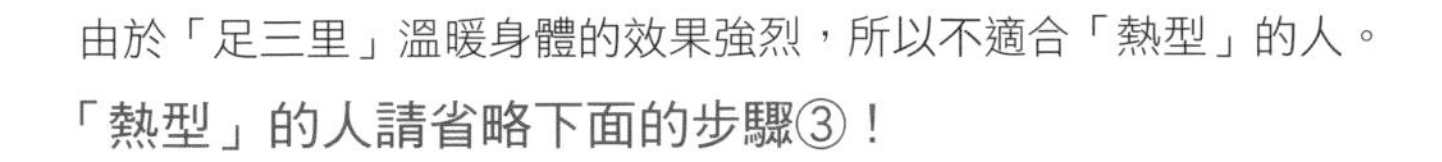

由於「足三里」溫暖身體的效果強烈，所以不適合「熱型」的人。

「熱型」的人請省略下面的步驟③！

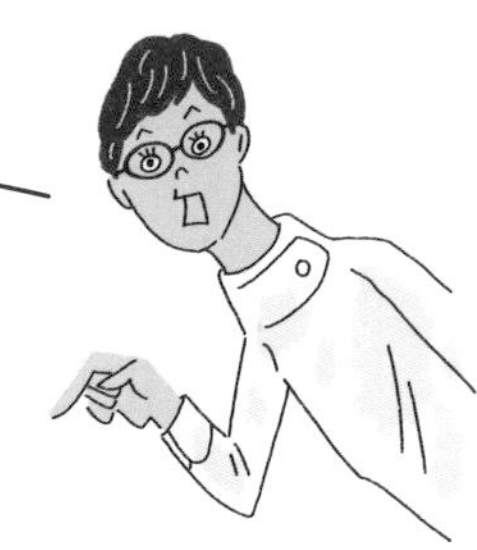

③

足三里

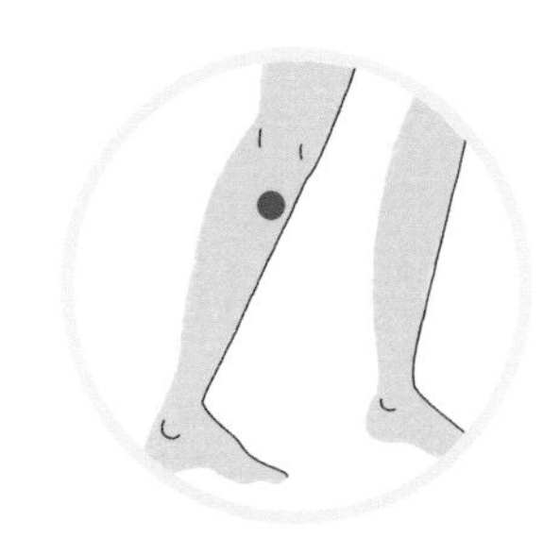

在膝蓋下、外側凹陷處4指寬處下方。

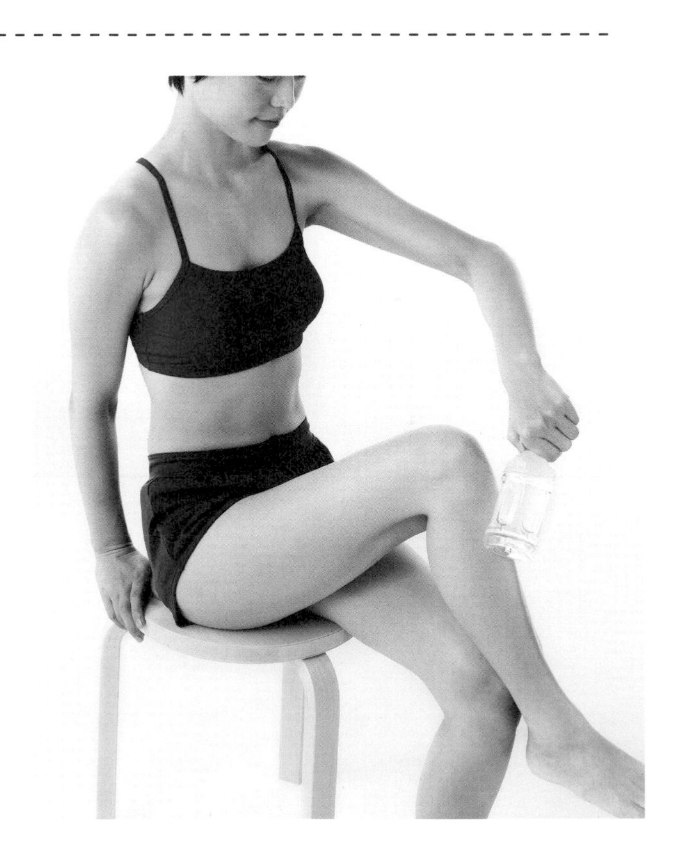

最後，將寶特瓶貼放在「足三里」附近，一旦覺得灼熱，就拿開寶特瓶。反覆貼放3、4次，另一側也以同樣方式溫灸。

睡前不可喝酒

雖然喝酒有助於入睡，但其實睡眠品質並不好。酒精具有強化氣血循環的作用，只要適量，當然能有效活化身心。但如果循環太過旺盛，也有使「氣」無法休養的缺點。在睡眠中應當休養的「氣」，若無法獲得休養，就無法消除疲勞，容易作惡夢，且沒辦法神清氣爽地醒來。為了睡得香甜，請控制飲酒量，而且要避免在就寢前2至3小時小酌。

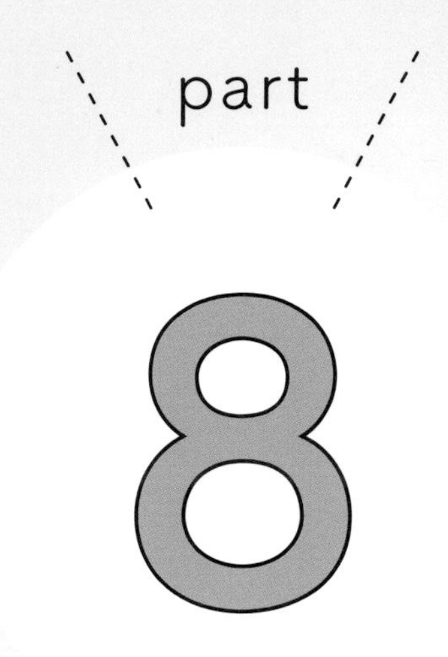

part

8

精力充沛、有元氣

從夏天虛寒演變為到夏天倦怠症，渾身沒勁、什麼事也不想作……這個季節心情很容易變得如此低沉。夏天，原本是「心（臟）」很活躍、能積極運作的季節，但「心」具有「火」的性質，一旦身體虛寒就不會勤勞工作。請以寶特瓶溫灸術溫暖身體，重新獲得精力充沛的「心」吧！

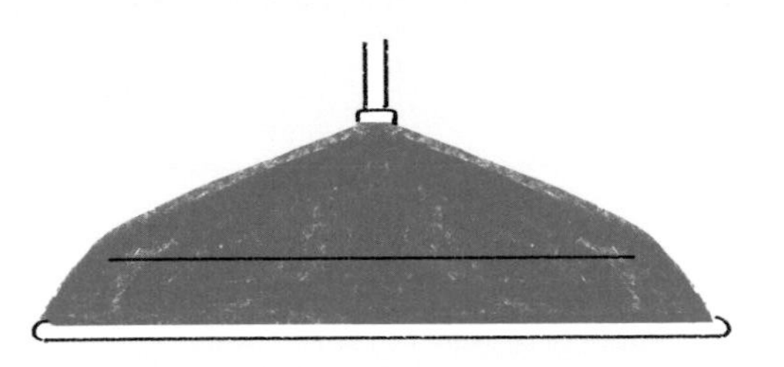

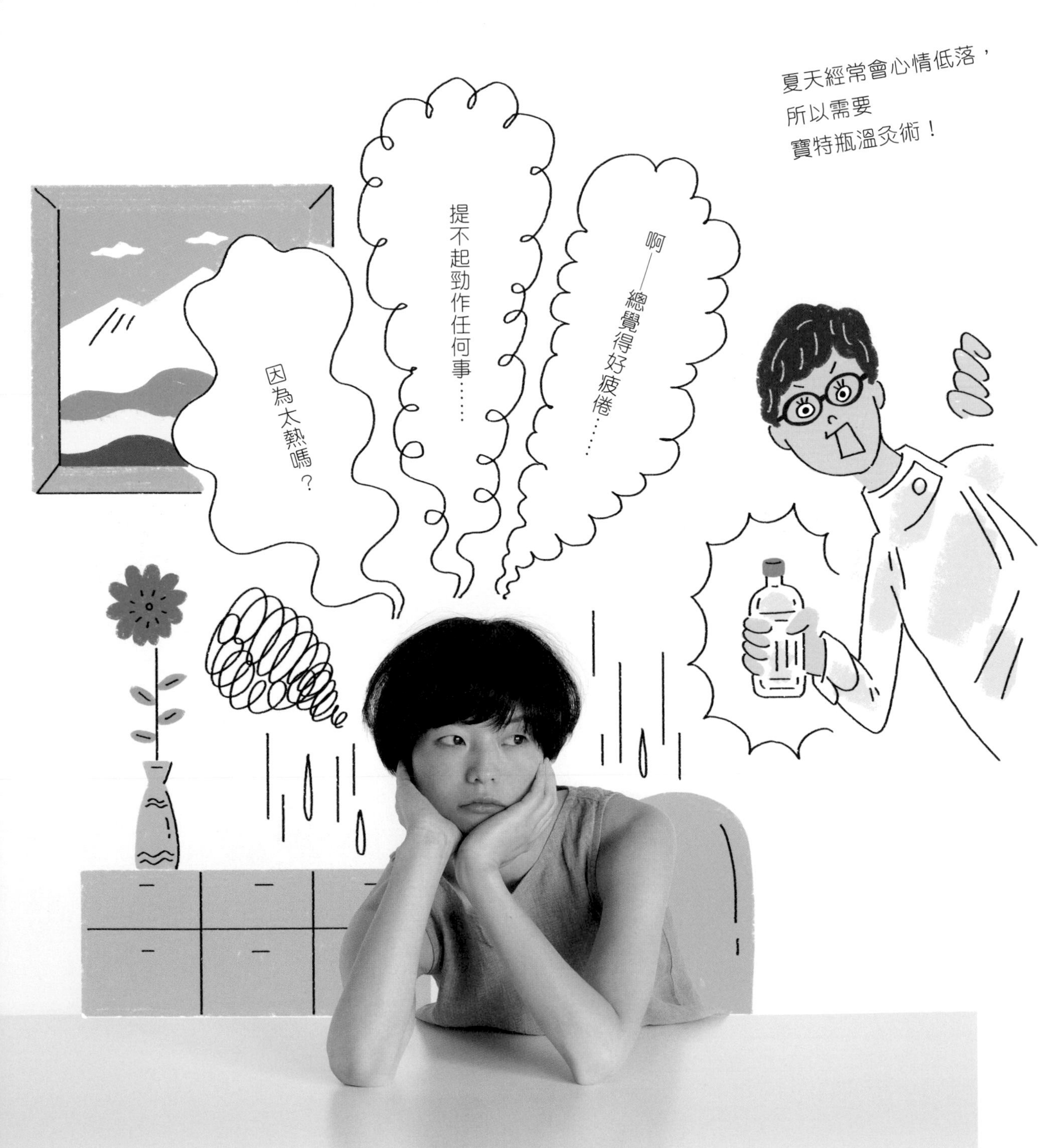
夏天經常會心情低落，
所以需要
寶特瓶溫灸術！
啊──總覺得好疲倦……
提不起勁作任何事……
因為太熱嗎？

心情低落時 — 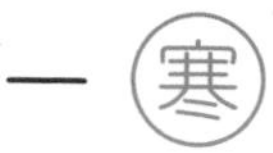  

心情低落時，就要溫灸能促使「氣」流動的穴位，最方便有效的就是「百會」。這是所有經絡經過的場所，只要刺激這裡，就能消除全身「氣」的停滯。

①

身柱

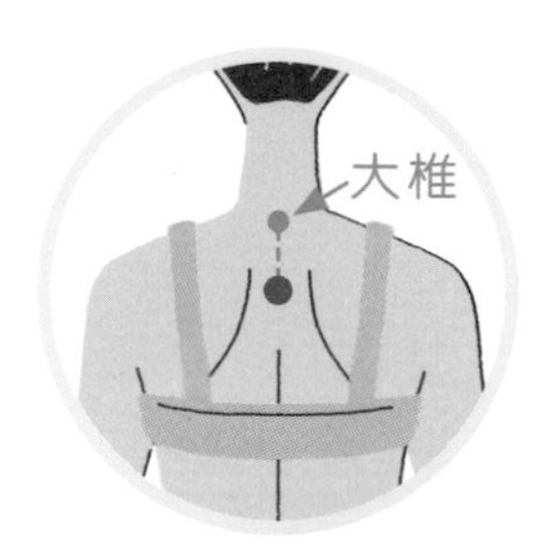

在大椎（頸部朝前彎曲時，最凸出處的正下方）下第三節脊骨下的凹陷處。

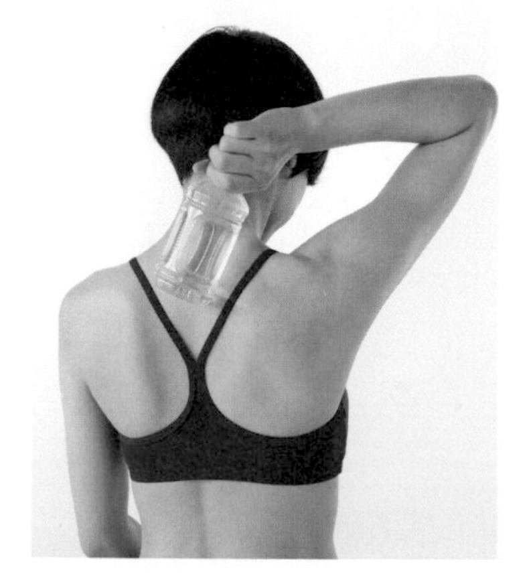

將寶特瓶貼放在「身柱」附近，一旦覺得灼熱，就拿開寶特瓶。反覆貼放3、4次。

②

內關

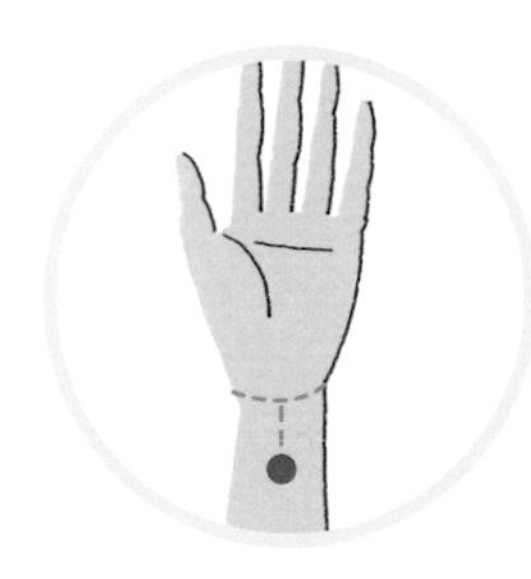

在手腕內側，距手掌根部橫紋中央3指寬處。

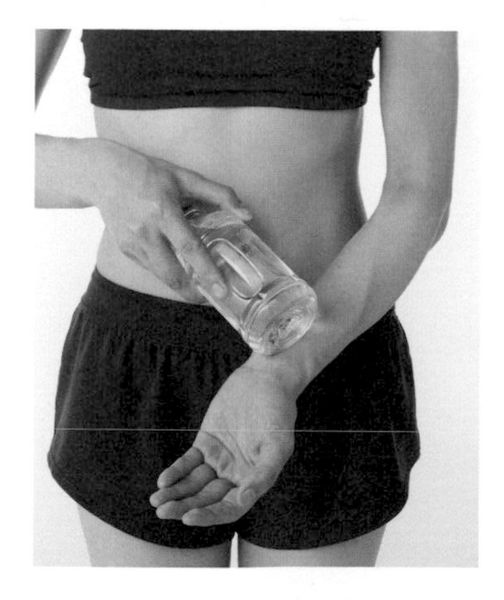

接著，將寶特瓶貼放在「內關」附近，一旦覺得灼熱，就拿開寶特瓶。反覆貼放3、4次，另一側也以同樣方式溫灸。

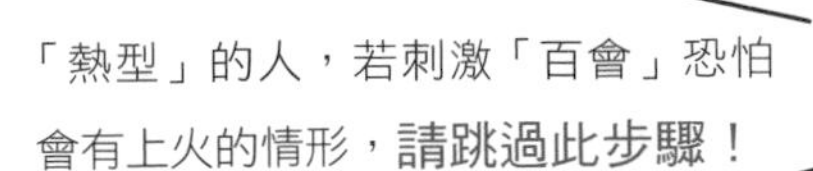
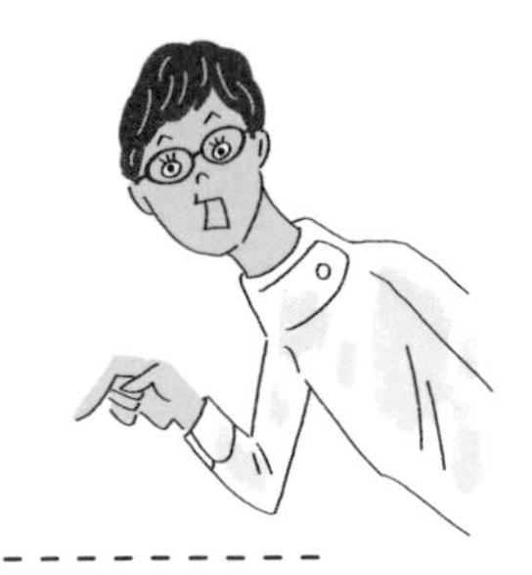

「熱型」的人，若刺激「百會」恐怕
會有上火的情形，**請跳過此步驟！**

③

百會

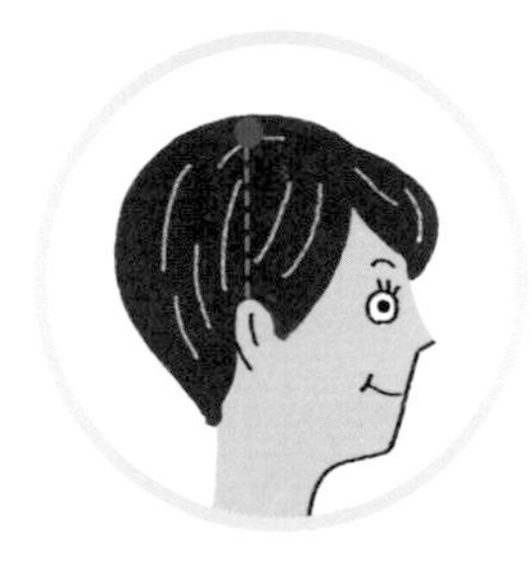

在頭頂上、左右耳尖端連接線的頂點。

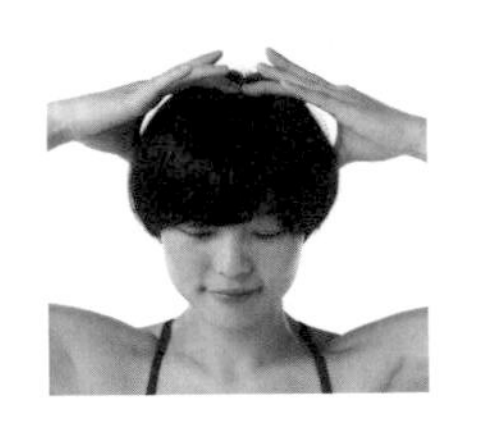

兩手的拇指貼放在耳尖時，中指能同時碰觸到的地方。

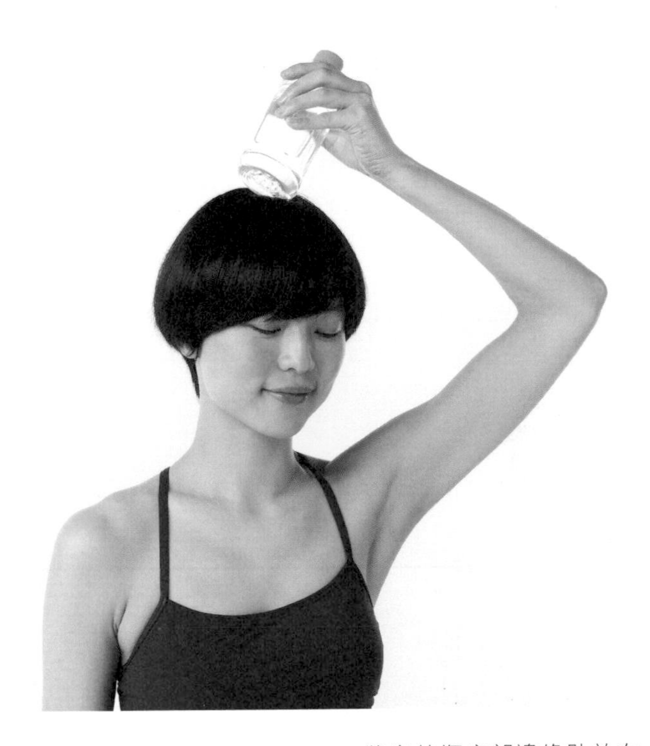

將寶特瓶底部邊緣貼放在「百會」附近，一旦覺得灼熱，就拿開寶特瓶。反覆貼放3、4次。

④

湧泉

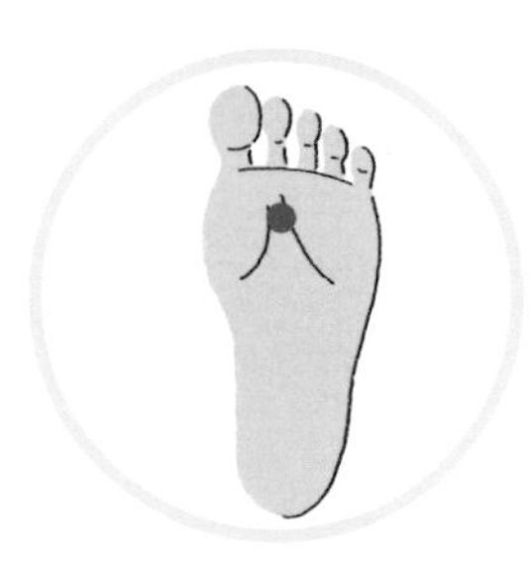

腳趾收攏時，凹陷處最深的地方。

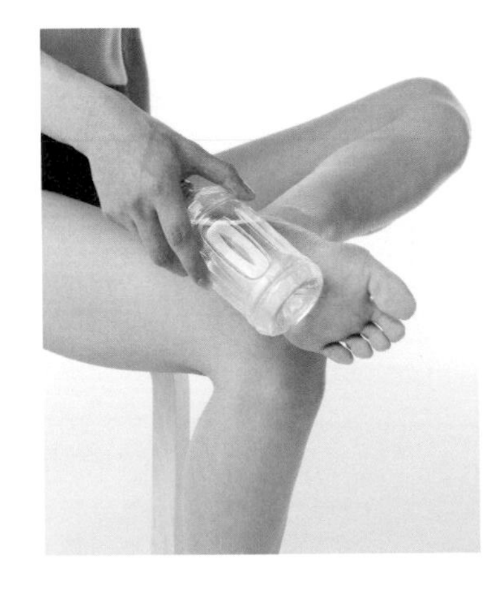

最後，將寶特瓶底部邊緣貼放在「湧泉」附近。一旦覺得灼熱，就拿開寶特瓶。反覆貼放3、4次，另一側也以同樣方式溫灸。也可將寶特瓶放在地板上，輕輕踏在上面。（參照p.16）

提不起勁時 — 寒 熱 隱

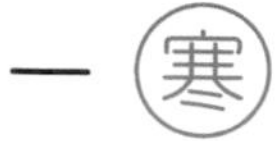

提不起勁作事，是因為體內的「氣」不足。若能溫灸肚臍下，就能增加「腎」（掌管成長、生殖的部分）的「氣」，補充精力。這就是使能量在體內好好運行，精神煥發的溫灸術。

①

肚臍下的連接線

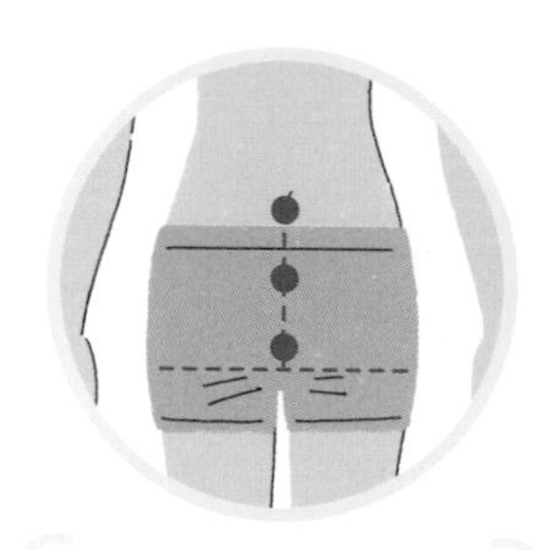

肚臍與恥骨聯合（髖骨的底部）連接線上的三個地方。

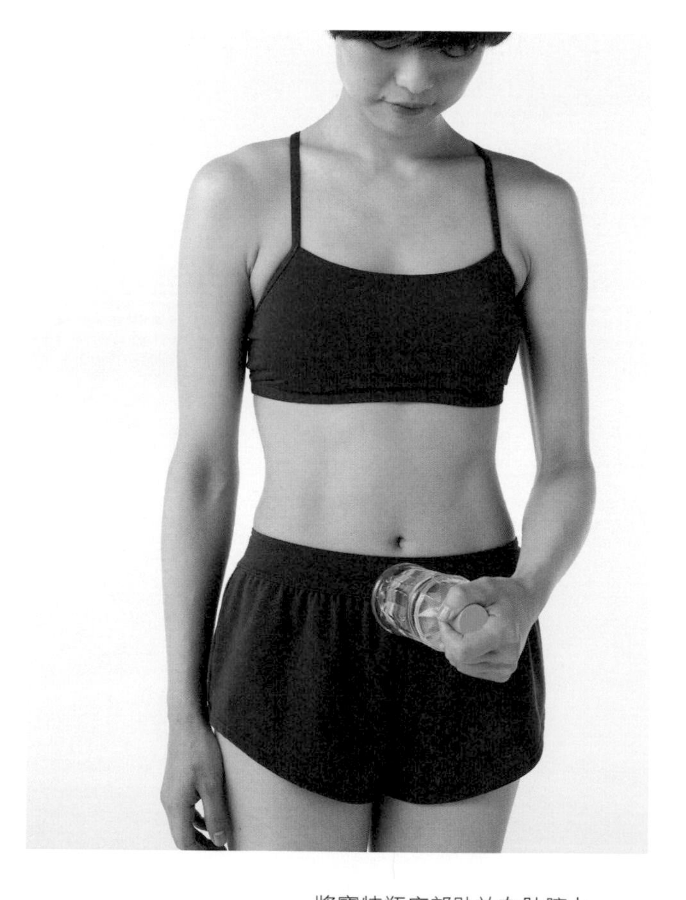

將寶特瓶底部貼放在肚臍上，一旦覺得灼熱，就拿開寶特瓶。反覆貼放3、4次。接著以同樣方式，貼放在肚臍與恥骨聯合的中間，以及恥骨聯合的附近。由於是容易燙傷部位，要注意。

※請直接貼放在肌膚上。

②

肩胛骨之間

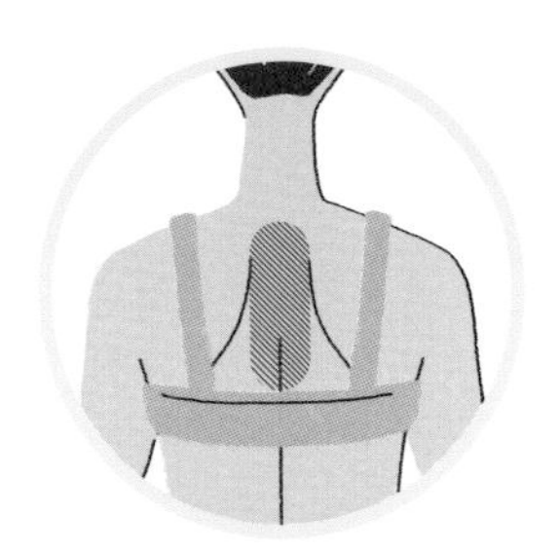

肩胛骨之間一帶。

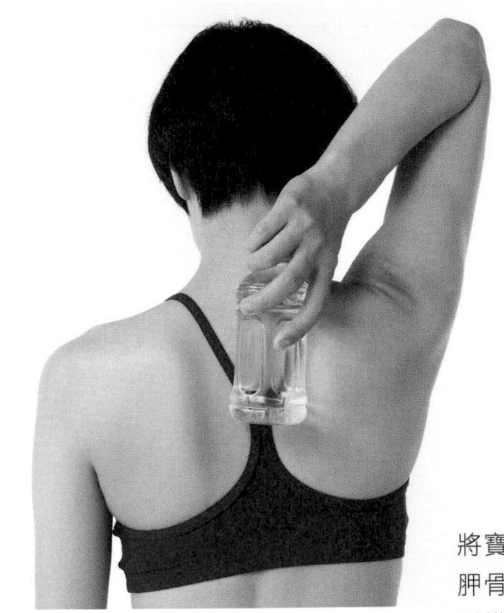

將寶特瓶貼放在肩胛骨之間。要灸遍手搆得到的範圍。

※請直接貼放在肌膚上。

③

百會

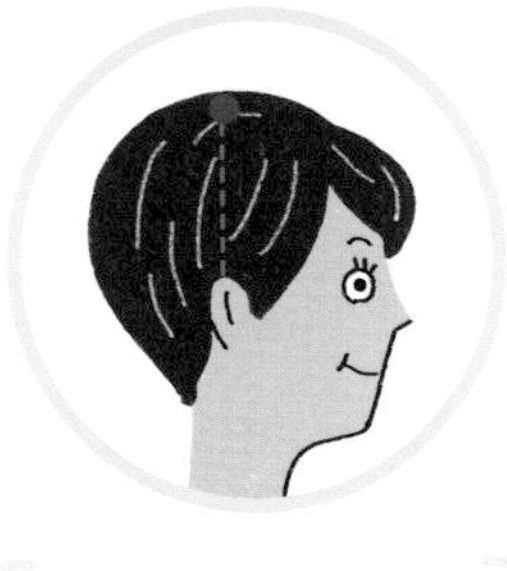

在頭頂上、左右耳尖端連接線的頂點。兩手的拇指貼放在耳尖時，中指能同時碰觸到的地方（參照p.67）。

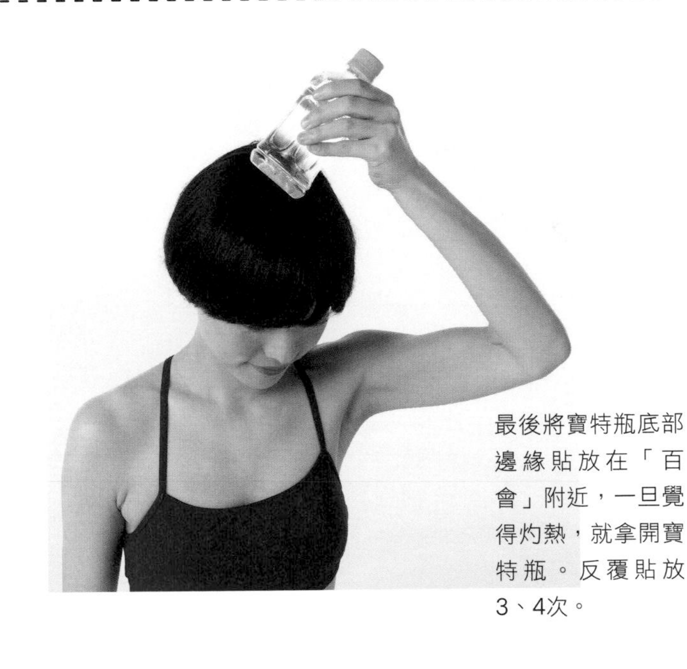

最後將寶特瓶底部邊緣貼放在「百會」附近，一旦覺得灼熱，就拿開寶特瓶。反覆貼放3、4次。

「熱型」的人，若刺激「百會」恐怕會有上火的情形，**請跳過此步驟！**

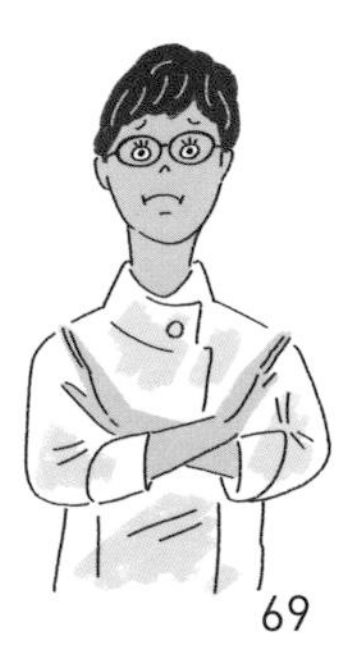

焦躁不安時 —寒熱隱

據說，只要達到心臟的經絡有停滯，就會產生焦躁不安的情緒。因此，要從末端刺激有助於心臟作用的經絡，接著，調整自律神經。最後是溫灸「百會」，使全身的氣血暢通。

① 勞宮

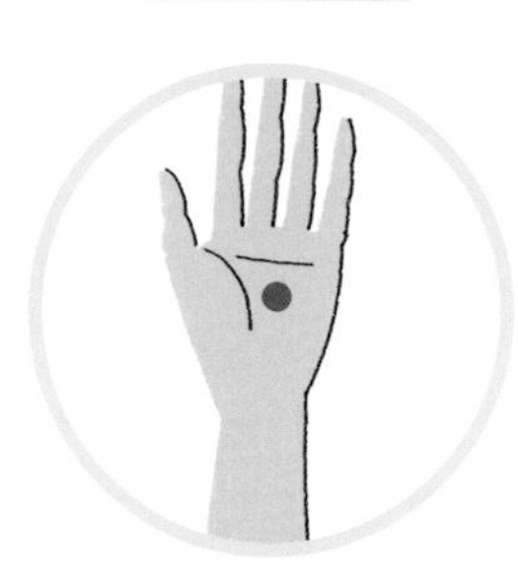

收攏手掌時，凹陷處最深的地方。

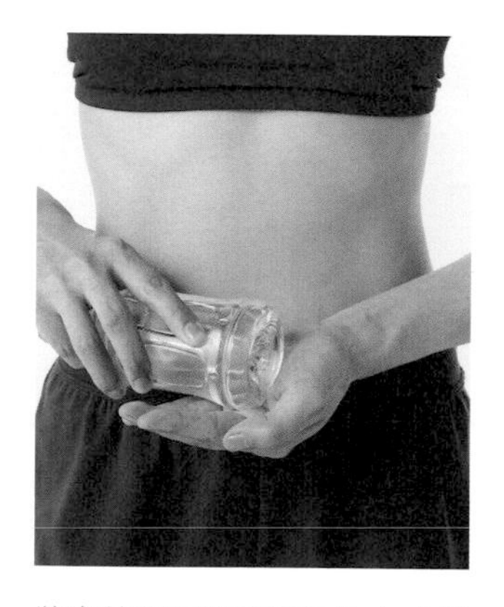

將寶特瓶底部邊緣貼放在「勞宮」附近。一旦覺得灼熱，就拿開寶特瓶。反覆貼放3、4次，另一側也以同樣方式溫灸。

② 內關

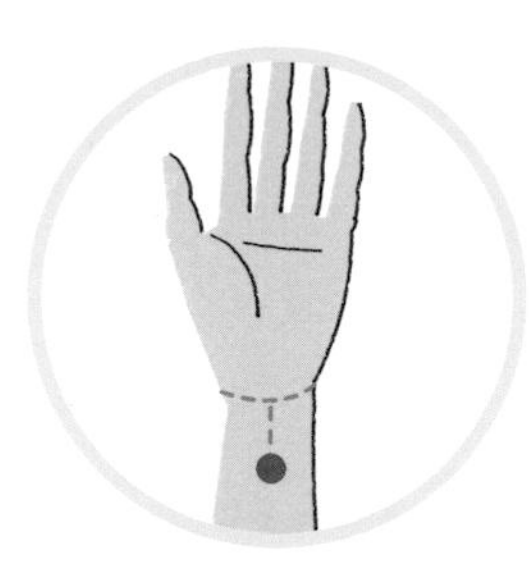

在手腕內側，距手掌根部橫紋中央3指寬處。

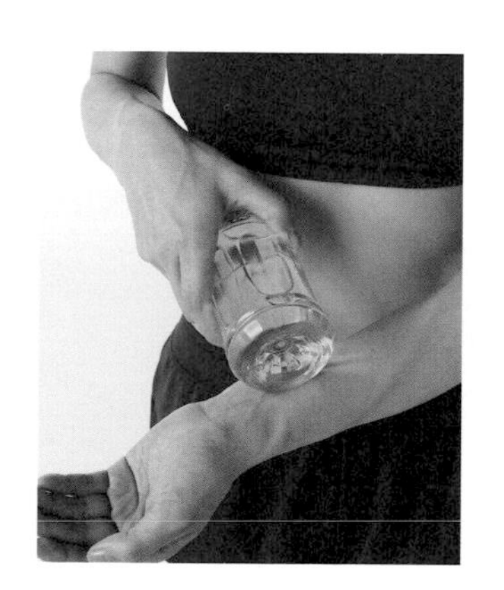

將寶特瓶貼放在「內關」附近，一旦覺得灼熱，就拿開寶特瓶。反覆貼放3、4次，另一側也以同樣方式溫灸。

③ 神門

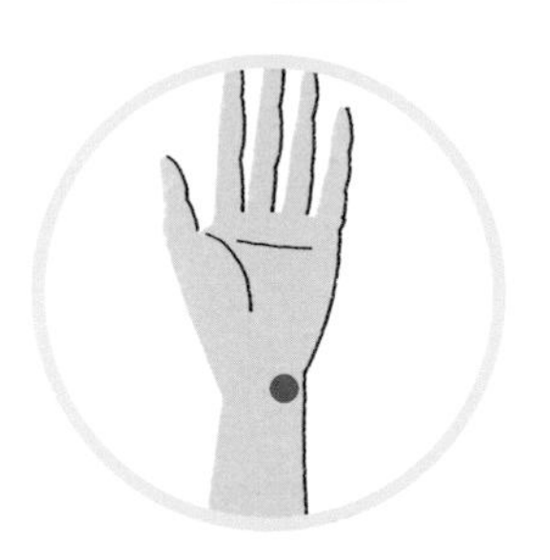

在手掌內側，靠小指骨頭的內側凹陷處。

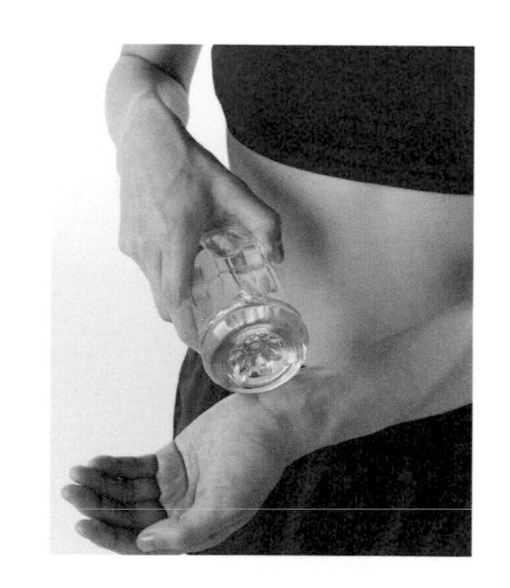

接著，將寶特瓶底部邊緣貼放在「神門」附近。一旦覺得灼熱，就拿開寶特瓶。反覆貼放3、4次，另一側也以同樣方式溫灸。

④

肩胛骨之間

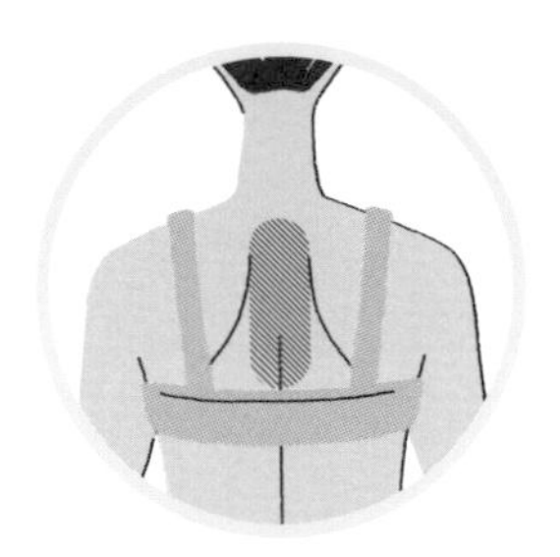

肩胛骨之間一帶。

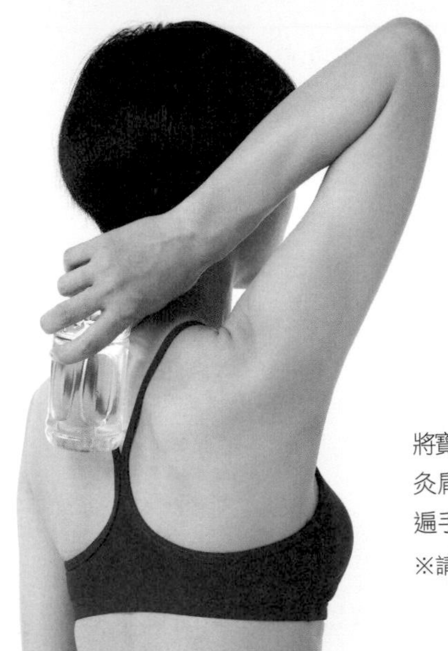

將寶特瓶以拍打方式溫灸肩胛骨之間。要灸遍手搆得到的範圍。

※請直接貼放在肌膚上。

⑤

百會

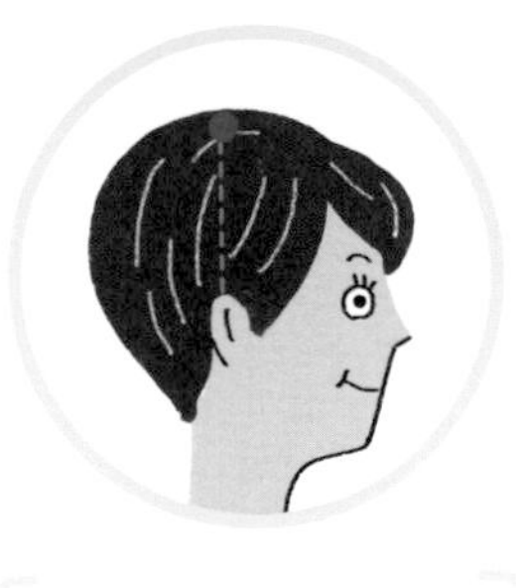

在頭頂上、左右耳尖端連接線的頂點。兩手的拇指貼放在耳尖時，中指能同時碰觸到的地方（參照p.67）。

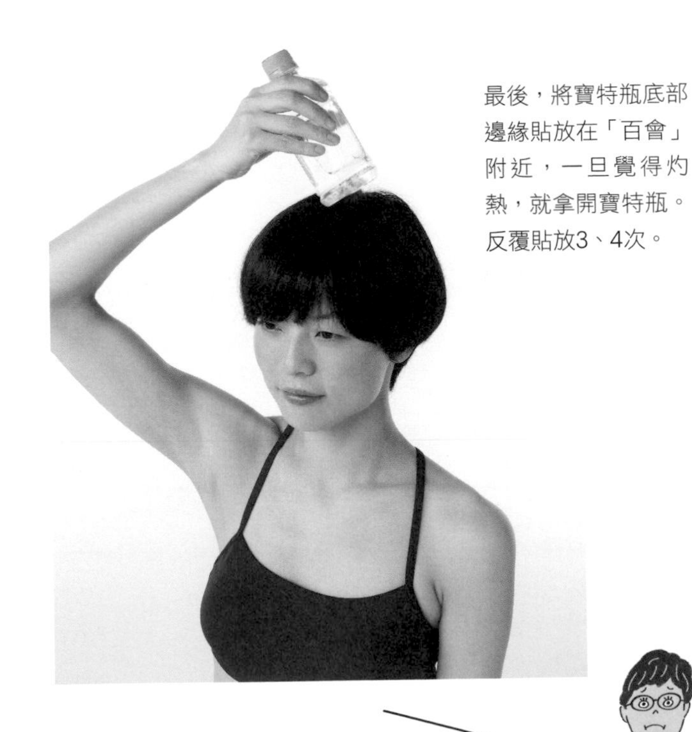

最後，將寶特瓶底部邊緣貼放在「百會」附近，一旦覺得灼熱，就拿開寶特瓶。反覆貼放3、4次。

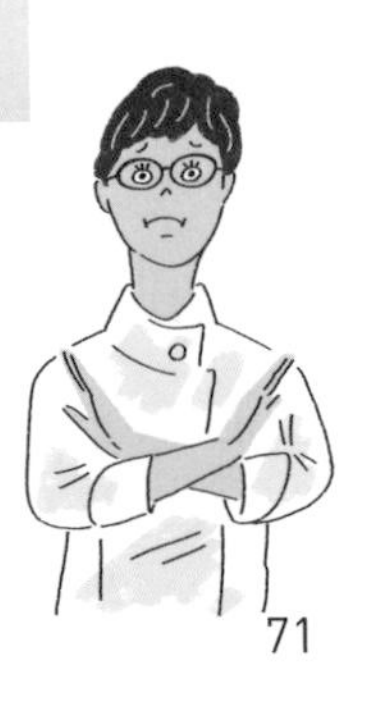

「熱型」的人，若刺激「百會」會有上火的疑慮，**請跳過此步驟！**

SMART LIVING養身健康觀 125

寶特瓶溫灸養身術

隨時隨地溫暖穴道・改善虛寒體質

講　　師／若林理砂
醫學監修／福田千晶
翻　　譯／夏淑怡
發 行 人／詹慶和
總 編 輯／蔡麗玲
執行編輯／陳昕儀
編　　輯／蔡毓玲・劉蕙寧・黃璟安・陳姿伶
執行美術／韓欣恬
美術編輯／陳麗娜・周盈汝
出 版 者／養沛文化館
發行者／雅書堂文化事業有限公司
郵政劃撥帳號／18225950
戶　　名／雅書堂文化事業有限公司
地　　址／新北市板橋區板新路206號3樓
電子信箱／elegant.books@msa.hinet.net
網　　址／www.elegantbooks.com.tw
電　　話／(02)8952-4078
傳　　真／(02)8952-4084

2019年8月初版一刷　　定價 280元

NATSUBIE NI SAYONARA! PET BOTTLE ONKYU-JUTSU
lectured by Risa Wakabayashi, medical supervision given by Chiaki Fukuda

Original Japanese edition published by NHK Publishing, Inc.

This Traditional Chinese edition is published by arrangement with
NHK Publishing, Inc., Tokyo in care of Tuttle-Mori Agency, Inc., Tokyo
through Keio Cultural Enterprise Co., Ltd., New Taipei City.

經銷／易可數位行銷股份有限公司
地址／新北市新店區寶橋路235巷6弄3號5樓
電話／(02)8911-0825　傳真／(02)8911-0801

國家圖書館出版品預行編目資料

寶特瓶溫灸養身術：隨時隨地溫暖穴道・改善虛寒體質 / 若林理砂作. ; 夏淑怡譯.
-- 初版. -- 新北市：養沛文化館出版：雅書堂發行, 2019.08
面 ;公分. -- (SMART LIVING養身健康觀 ; 125)
ISBN 978-986-5665-76-0(平裝)

1.灸法 2.經穴

413.914　　108010195

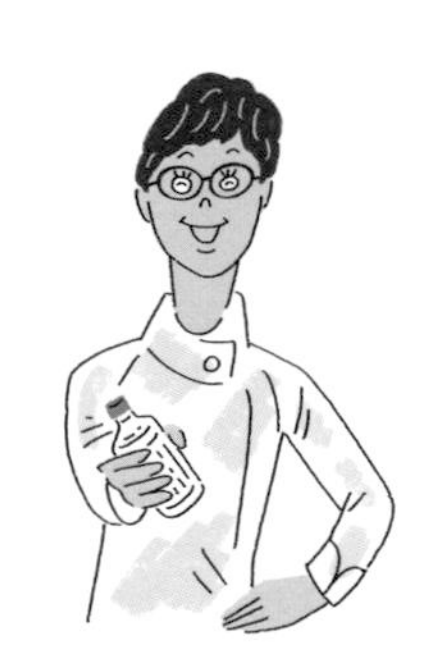

STAFF

設計　野本奈保子（ノモグラム）
　　　北田進吾（キタダデザイン）
　　　佐藤江理（キタダデザイン）
攝影　下村しのぶ
插圖　ナカオ☆テッペイ
妝髮　AKI
造型　四分一亜紀
模特兒　美代（BARK in STYLe）
校正　ケイズオフィス
排版　ドルフィン
編輯協力　伊藤あゆみ
取材協力　AWABEES
　　　UTUWA
衣裝協力　fog linen work
　　　チャコット

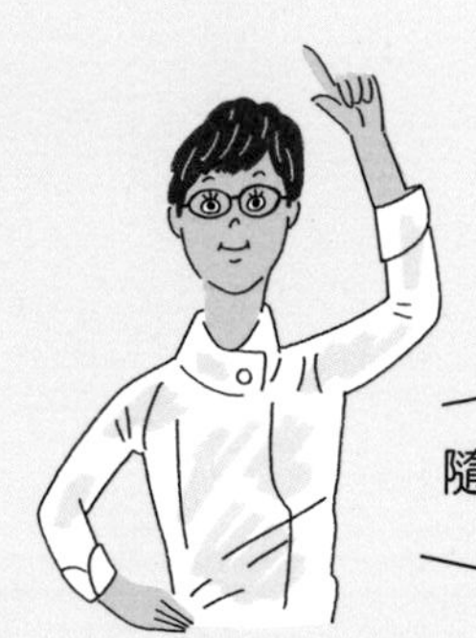

隨時隨地溫暖穴道，改善虛寒體

寶特瓶溫灸養身術

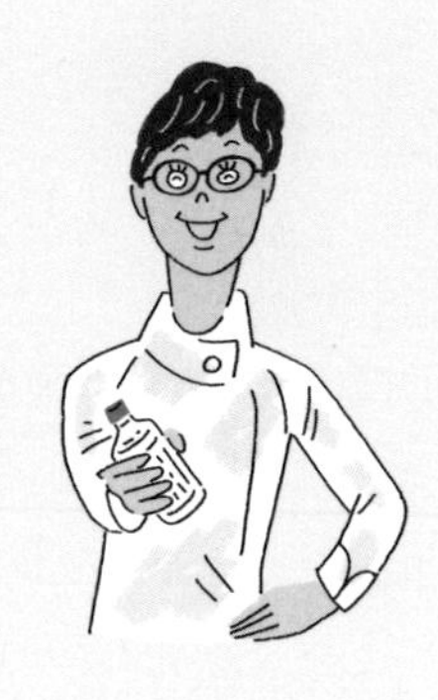

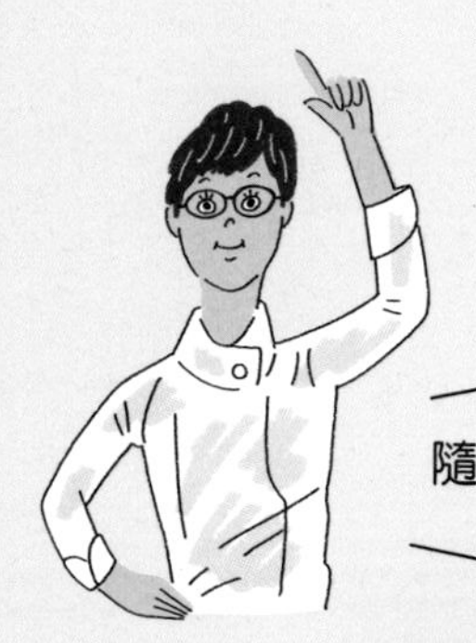

隨時隨地溫暖穴道，改善虛寒體